監修のことば

　薬理学という言葉にどういうイメージをお持ちですか。「〔　〕い」「授業がつまらない」「テストが難しい」なんて思っていませんか。その〔　〕からないことは多いけど、何を質問してよいかわからない、そんな感じじゃないですか。

　佐久市の看護学校で薬理学の講義をしていた時期、数名の生徒は睡眠学習法をしていました。かくいう自分も、学生時代はというと瞼が重くなる時は前を向いたまま睡眠をしていたこともありました。今の学生さんは、机に伏せて寝ています。そこまでの度胸は当時、なかったですね。時がたち、現在は国試対策の授業しかしていませんが、自身の経験と反省も踏まえ、我ながらポイントをおさえ、わかりやすく教えることができています。寝ている生徒はいません。勉強って、いままで不得意でも理解できると楽しくなるんです。自分はできるんだと思い込む。それが試験前には大事なことです。

　では、なぜ看護師を目指している皆さんが薬の勉強をやらなければいけないのか？それは将来、看護師になった際に薬から逃げられないからです。病気やケガの治療をするとき、医師からの指示により点滴や投薬をします。しかし時には医師も指示を間違えることもあります。また薬をつくる薬剤師も間違えることがあります。最終段階で患者さんに投与するのは、看護師です。その時、間違いに気付いてほしい。知識があったら防げるインシデントもあります。患者さんの命を救うことにもなります。しかし、最低限の薬理学の知識がないと、インシデントに気付くことができません。

　薬には、副作用もあります。知らないうちに肝機能障害・腎機能障害になっていることもあります。痛み止めや抗血小板薬・抗凝固薬の内服により血便になることだってあります。高齢の患者さんが複数の降圧剤を服用し低血圧になることもあります。こうした変化も、看護師ならより早く気づいてあげることができます。ワーファリンが開始になったら食事をワーファリン食（納豆禁）にしてあげられます。免疫抑制剤のシクロスポリンを飲み始めたら、グレープフルーツを摂取しないようにしてくださいねって言えます。まずは日常の看護に生かせる知識から入り、それから試験に出そうな所を覚えればいいんです。

　これから看護師になろうとしている皆さんが「薬理学嫌い」にならないようにお手伝いしたいと思い、本書を監修しました。繰り返し取り組むことにより、役立つ知識を身に付けていただければ幸いです。挫折しそうになったら、この文章を再度読んでみてください。「あなたならきっとできるはず」です。

渡邉　将隆
JA長野厚生連佐久総合病院薬剤部長

看護学生のための5分間テスト 薬理学 レベルアップテスト50

CONTENTS

第1回 薬物の作用

第2回 薬物動態

第3回 薬と食品等の相互作用

第4回 薬の管理と規定

第5回 心不全治療薬

第6回 狭心症治療薬

第7回 抗血液凝固薬

第8回 抗血栓薬・止血薬

第9回 糖尿病治療薬・インスリン

第10回 麻薬性鎮痛薬

第11回 炎症と非ステロイド性抗炎症薬

第12回 ステロイド性抗炎症薬

第13回 抗ヒスタミン薬・抗アレルギー薬

第14回 副交感神経作用薬

第15回 交感神経作用薬

第16回 抗癌薬①

第17回 抗癌薬②

第18回 輸液製剤

第19回 輸血と血液製剤

第20回 抗不整脈薬

第21回 利尿薬

第22回 抗高血圧症薬

第23回 抗菌薬

第24回 抗ウイルス薬

第25回 気管支喘息治療薬

第26回 鎮咳薬・去痰薬・呼吸促進薬

第27回 消化性潰瘍と治療薬

第28回 制吐薬・消化薬・下剤・止痢薬

第29回 腎不全と治療薬

第30回 麻酔薬・筋弛緩薬

第31回 催眠薬・抗不安薬

第32回 てんかんと抗てんかん薬

第33回 精神疾患と治療薬

第34回 うつ病と抗うつ薬

第35回 認知症と治療薬

第36回 脂質異常症と治療薬

第37回 貧血と治療薬

第38回 骨粗鬆症と治療薬

第39回 関節リウマチと治療薬

第40回 パーキンソン病と治療薬

第41回 甲状腺疾患と治療薬

第42回 免疫を調節する薬

第43回 皮膚の薬

第44回 点眼薬

第45回 点鼻薬・点耳薬

第46回 女性生殖器と薬

第47回 泌尿器・男性生殖器と薬

第48回 ビタミン製剤

第49回 消毒薬

第50回 救急時の医薬品

巻末 取り外して使える！解答集

活用方法・学習の進め方

① 小テストとして！

1回5分の小テストとしてご活用ください。第1回から順番にやらなくても〇Kです。

ランダムにこなすことで、抜き打ちの小テストとして活用できます。

② 宿題・課題として！

コンパクトなボリュームですので、毎日継続的に取り組むために最適です。日々の宿題や休み

期間中の課題としても活用できます。

③ 試験対策として！

本書は看護師国家試験の頻出問題も多く収載しています。毎日コツコツ取り組むことで、

少しずつ試験を意識した学習習慣が身につきます。

	実施日	正解		実施日	正解		実施日	正解
第1回	/	14問中 問	第18回	/	14問中 問	第35回	/	14問中 問
第2回	/	14問中 問	第19回	/	14問中 問	第36回	/	14問中 問
第3回	/	14問中 問	第20回	/	14問中 問	第37回	/	14問中 問
第4回	/	14問中 問	第21回	/	14問中 問	第38回	/	14問中 問
第5回	/	14問中 問	第22回	/	14問中 問	第39回	/	14問中 問
第6回	/	14問中 問	第23回	/	14問中 問	第40回	/	14問中 問
第7回	/	14問中 問	第24回	/	14問中 問	第41回	/	14問中 問
第8回	/	14問中 問	第25回	/	14問中 問	第42回	/	14問中 問
第9回	/	14問中 問	第26回	/	14問中 問	第43回	/	14問中 問
第10回	/	14問中 問	第27回	/	14問中 問	第44回	/	14問中 問
第11回	/	14問中 問	第28回	/	14問中 問	第45回	/	14問中 問
第12回	/	14問中 問	第29回	/	14問中 問	第46回	/	14問中 問
第13回	/	14問中 問	第30回	/	14問中 問	第47回	/	14問中 問
第14回	/	14問中 問	第31回	/	14問中 問	第48回	/	14問中 問
第15回	/	14問中 問	第32回	/	14問中 問	第49回	/	14問中 問
第16回	/	14問中 問	第33回	/	14問中 問	第50回	/	14問中 問
第17回	/	14問中 問	第34回	/	14問中 問			

薬物の作用

実施日	月	日	制限時間
正解：	/ 14問		5分

1 文章を読み、正しいものには○、誤っているものには×を書きなさい。

（1）治療薬が標的とする細胞に存在する受容体を
　　　リガンドという。　　　　　　　　　　　　　　解答＿＿＿＿＿＿＿＿

（2）アンタゴニストとは、作動薬のことをいう。　　　解答＿＿＿＿＿＿＿＿

（3）ブロッカーは、遮断薬のことをいう。　　　　　　解答＿＿＿＿＿＿＿＿

（4）酵素は薬理作用の発現に関与している。　　　　　解答＿＿＿＿＿＿＿＿

（5）親和性とは、薬物と受容体の結合のしやすさを示す。解答＿＿＿＿＿＿＿

（6）治療係数の値が大きい薬物の方が安全性は高いと
　　　いえる。　　　　　　　　　　　　　　　　　　解答＿＿＿＿＿＿＿＿

（7）身体の特定の部位に現れる作用を局所作用という。解答＿＿＿＿＿＿＿

（8）加齢に伴い、有害作用が強く現れる傾向がある。　解答＿＿＿＿＿＿＿

（9）主作用のつぎに期待される作用を副作用という。　解答＿＿＿＿＿＿＿

（10）抗血小板作用は、アスピリンの副作用である。　解答＿＿＿＿＿＿＿

2 つぎの設問に答えなさい。

（1）複数の薬物がそれぞれの作用を和以上に高めあうことを何というか。

　　　1．拮抗作用

　　　2．相加作用

　　　3．相乗作用

　　　4．相互作用　　　　　　　　　　　　　　　　　解答 _____

（2）ビタミン K とワルファリンの関係はどれか。

　　　1．拮抗作用

　　　2．相加作用

　　　3．相乗作用

　　　4．相互作用　　　　　　　　　　　　　　　　　解答 _____

（3）LD_{50} が表すのはどれか。

　　　1．50％中毒量

　　　2．50％無効量

　　　3．50％有効量

　　　4．50％致死量　　　　　　　　　　　　　　　　解答 _____

（4）薬物の有害な作用を予測するために収集する情報はどれか。

　　　1．1 日水分摂取量

　　　2．運動障害の有無

　　　3．過敏症の有無

　　　4．身長　　　　　　　　　　　　　　　　　　　解答 _____

第2回 薬物動態

1　文章を読み、正しいものには○、誤っているものには×を書きなさい。

（1）同じ薬物でも投与経路によって作用の発現は異なる。　解答＿＿＿＿＿

（2）直腸内投与は、初回通過効果を受ける。　解答＿＿＿＿＿

（3）血漿タンパク質と結合している薬物のほうが組織に
　　　移行しやすい。　解答＿＿＿＿＿

（4）静脈内注射は、吸収の過程をもたない投与経路で
　　　ある。　解答＿＿＿＿＿

（5）静脈内注射された薬物は、経口投与された薬物より
　　　作用の発現が早い。　解答＿＿＿＿＿

（6）薬物が浸透圧の違いにより血液中に移行することを
　　　能動輸送という。　解答＿＿＿＿＿

（7）生物学的半減期が長い薬物ほど、効果が持続する
　　　薬物である。　解答＿＿＿＿＿

（8）全身クリアランスとは、薬物の排泄能力を示す。　解答＿＿＿＿＿

（9）耐性とは、薬物への感受性が増強していくことを
　　　いう。　解答＿＿＿＿＿

（10）退薬症状は、身体的症状よりも精神的症状として
　　　現れる。　解答＿＿＿＿＿

2 つぎの設問に答えなさい。

（1）薬物が血管から出て組織の細胞へ入ることを何というか。

　　1．吸収

　　2．分布

　　3．代謝

　　4．排泄　　　　　　　　　　　　　　　解答＿＿＿＿＿＿＿＿＿＿＿

（2）つぎのうち、初回通過効果を受ける投与経路はどれか。

　　1．舌下投与

　　2．経口投与

　　3．経皮投与

　　4．点鼻　　　　　　　　　　　　　　　解答＿＿＿＿＿＿＿＿＿＿＿

（3）バイオアベイラビリティについて説明したものはどれか。

　　1．投与された薬物のうち、静脈内に到達する薬物量

　　2．投与された薬物のうち、作用を発揮せず排泄される薬物量

　　3．投与された薬物のうち、代謝される薬物量

　　4．投与された薬物のうち、血管外で出る薬物量　　解答＿＿＿＿＿＿＿＿

（4）高齢者の薬物血中濃度が高くなる原因に当てはまらないものはどれか。

　　1．肝臓・腎臓の機能低下

　　2．体内水分量の低下

　　3．筋肉量の減少

　　4．腎糸球体濾過率の上昇　　　　　　　解答＿＿＿＿＿＿＿＿＿＿＿

第3回

薬と食品等の相互作用

実施日　　　月　　　日

正解：　　／14問

制限時間 5分

1 文章を読み、正しいものには○、誤っているものには×を書きなさい。

（1）低栄養の場合、薬の効果が強く現れやすくなる。　　解答＿＿＿＿＿＿＿

（2）非ステロイド性抗炎症薬は炭酸飲料の摂取によって吸収が早まる。　　解答＿＿＿＿＿＿＿

（3）キサンチン誘導体は納豆の摂取によって有害事象が出現しやすくなる。　　解答＿＿＿＿＿＿＿

（4）アルコールは、抗不安薬の作用を増強させる。　　解答＿＿＿＿＿＿＿

（5）喫煙により、テオフィリンの作用は減弱する。　　解答＿＿＿＿＿＿＿

（6）抗ヒスタミン薬は、飲酒をすると副作用が出現しやすくなる。　　解答＿＿＿＿＿＿＿

（7）カルシウム拮抗薬の作用が増強すると低血圧症を引き起こす。　　解答＿＿＿＿＿＿＿

（8）免疫抑制薬は、グレープフルーツにより作用が増強する。　　解答＿＿＿＿＿＿＿

（9）催眠薬服用時にアルコールを摂取すると、作用が減弱する。　　解答＿＿＿＿＿＿＿

（10）イソニアジド（抗結核薬）の服用時は、マグロの摂取は控える。　　解答＿＿＿＿＿＿＿

2 つぎの設問に答えなさい。

（１）ワルファリンと合わせると作用が減弱するのはどれか。

　　　1．ビタミンA

　　　2．ビタミンD

　　　3．ビタミンE

　　　4．ビタミンK　　　　　　　　　　　　　　解答＿＿＿＿＿＿＿

（２）ワルファリンカリウムに影響を与えない食品はどれか。

　　　1．チーズ

　　　2．納豆

　　　3．クロレラ

　　　4．パセリ　　　　　　　　　　　　　　　　解答＿＿＿＿＿＿＿

（３）カルシウム拮抗薬服用時に避けた方がよい食品はどれか。

　　　1．きのこ

　　　2．わかめ

　　　3．牛乳

　　　4．グレープフルーツ　　　　　　　　　　　解答＿＿＿＿＿＿＿

（４）つぎのうち、同時に摂取すると作用が増強するのはどれか。

　　　1．コーヒーとテオフィリン

　　　2．カルシウム剤とビスホスホネート製剤

　　　3．牛乳とニューキノロン系抗菌薬

　　　4．青汁とワルファリン　　　　　　　　　　解答＿＿＿＿＿＿＿

第4回　薬の管理と規定

実施日　　月　　日

正解：　　／14問

制限時間 5分

1 文章を読み、正しいものには○、誤っているものには×を書きなさい。

（1）処方箋を交付できるのは、医師のみである。

解答 _____

（2）医薬品に関する禁忌は、処方箋に示されている。

解答 _____

（3）医薬部外品は、厚生労働大臣による指定を必要としない。

解答 _____

（4）麻薬施用者免許は、医師のみが取得できる。

解答 _____

（5）麻薬と毒薬は、一緒に保管する。

解答 _____

（6）麻薬注射液は、複数の患者に分割して用いてはならない。

解答 _____

（7）使用後、残液のある麻薬注射液はすべて病棟で廃棄する。

解答 _____

（8）麻薬注射液の使用後の空アンプルは、麻薬管理責任者に返却する。

解答 _____

（9）劇薬は、厚生労働大臣が指定する。

解答 _____

（10）向精神薬の容器には、「精」の文字をつけなければならない。

解答 _____

2 つぎの設問に答えなさい。

（1）麻薬管理者免許を交付するのはどれか。

　　1．厚生労働大臣

　　2．都道府県知事

　　3．市町村長

　　4．地方裁判所　　　　　　　　　　　　　　　　解答＿＿＿＿＿＿＿＿＿＿＿

（2）麻薬管理者の免許を取得できないのはどれか。

　　1．看護師

　　2．薬剤師

　　3．歯科医師

　　4．獣医師　　　　　　　　　　　　　　　　　　解答＿＿＿＿＿＿＿＿＿＿＿

（3）法律で定められた劇薬の表示はどれか。

　　1．赤地、枠なし、白文字

　　2．白地、赤枠、赤文字

　　3．黒地、枠なし、白文字

　　4．白地、黒枠、黒文字　　　　　　　　　　　　解答＿＿＿＿＿＿＿＿＿＿＿

（4）他の医薬品と区別して貯蔵し、鍵をかけた堅固な設備内に保管することが法
　　律で定められているのはどれか。

　　1．フェンタニル

　　2．ヘパリン

　　3．リドカイン

　　4．インスリン　　　　　　　　　　　　　　　　解答＿＿＿＿＿＿＿＿＿＿＿

第5回 心不全治療薬

1 文章を読み、正しいものには○、誤っているものには×を書きなさい。

（1）ジギタリスは、心不全治療薬の第一選択である。　　解答 _____

（2）ジギタリスは、心筋の収縮力を低下させる作用が
　　ある。　　解答 _____

（3）ジギタリスは、心房細動の治療に有効である。　　解答 _____

（4）ジギタリスの投与後は、定期的な血中濃度モニタ
　　リングが必要である。　　解答 _____

（5）ジギタリスは、心筋細胞内のカルシウムイオン
　　濃度を低下させる。　　解答 _____

（6）利尿薬は、うっ血性心不全には無効である。　　解答 _____

（7）β遮断薬は、左心室の収縮力を抑制する。　　解答 _____

（8）β遮断薬は、急性心不全の治療に有効である。　　解答 _____

（9）アンギオテンシンⅡ受容体拮抗薬により、
　　血管は収縮する。　　解答 _____

（10）ACE阻害薬は、心筋の収縮力を増強させる。　　解答 _____

2 つぎの設問に答えなさい。

（1）ジギタリスの作用として誤っているものはどれか。

　　1．心筋の収縮力が増強する。

　　2．心拍出量が増加する。

　　3．心拍数が上昇する。

　　4．腎血流量が増加する。　　　　　　　　　解答 _____

（2）ジギタリスの副作用はどれか。

　　1．悪心

　　2．難聴

　　3．満月様顔貌

　　4．易感染　　　　　　　　　　　　　　　　解答 _____

（3）ジギタリス中毒の症状はどれか。

　　1．呼吸抑制

　　2．脱毛

　　3．難聴

　　4．不整脈　　　　　　　　　　　　　　　　解答 _____

（4）ループ系利尿薬とジギタリス製剤を服用しているとき、最も注意すべき血液
　　検査項目はどれか。

　　1．カリウム値

　　2．カルシウム値

　　3．ビリルビン値

　　4．クレアチニン値　　　　　　　　　　　　解答 _____

第6回 狭心症治療薬

実施日　　月　　日

正解：　　／14問

制限時間 5分

1 文章を読み、正しいものには○、誤っているものには×を書きなさい。

（1）ニトログリセリンは、狭心症発作時に内服で使用する。

解答　＿＿＿＿＿

（2）ニトログリセリンは、静脈を収縮させる作用がある。

解答　＿＿＿＿＿

（3）ニトログリセリンの投与により、冠動脈は拡張する。

解答　＿＿＿＿＿

（4）ニトログリセリンを投与すると、心臓への静脈還流は減少する。

解答　＿＿＿＿＿

（5）ニトログリセリンの有害作用として動悸がみとめられる。

解答　＿＿＿＿＿

（6）硝酸イソソルビドは、高度な貧血のある患者にも有効である。

解答　＿＿＿＿＿

（7）硝酸薬の長期投与では、耐性が起こる。

解答　＿＿＿＿＿

（8）硝酸薬は、シルデナフィル（バイアグラ）と併用禁忌である。

解答　＿＿＿＿＿

（9）プロプラノロール塩酸塩は、心臓の収縮力を増強させる。

解答　＿＿＿＿＿

（10）ニフェジピンは、冠攣縮性狭心症の予防に有効である。

解答　＿＿＿＿＿

2 つぎの設問に答えなさい。

（1）狭心症治療に用いる薬剤はどれか。

1．アンギオテンシンⅡ受容体拮抗剤

2．抗血小板薬

3．β遮断薬

4．ジギタリス製剤　　　　　　　　　　解答　＿＿＿＿＿＿＿＿＿＿＿

（2）ニトログリセリンの作用はどれか。

1．気管支拡張

2．免疫抑制

3．血管拡張

4．利尿作用　　　　　　　　　　　　　解答　＿＿＿＿＿＿＿＿＿＿＿

（3）ニトログリセリンの副作用はどれか。

1．血圧低下

2．易感染

3．多尿

4．消化管出血　　　　　　　　　　　　解答　＿＿＿＿＿＿＿＿＿＿＿

（4）初めてニトログリセリンを処方された患者の指導で適切なのはどれか。

1．「頭が痛くなることがあります」

2．「便秘しやすくなります」

3．「薬は食後に投与してください」

4．「納豆は食べないでください」　　　解答　＿＿＿＿＿＿＿＿＿＿＿

第7回 抗血液凝固薬

実施日　　月　　日

正解：／14問

制限時間 5分

1 文章を読み、正しいものには○、誤っているものには×を書きなさい。

（1）ワルファリンは、血栓の予防に有効である。　　解答 _____

（2）ワルファリンは、筋肉内注射で投与する。　　解答 _____

（3）出血傾向の患者には、ワルファリンは禁忌である。　　解答 _____

（4）ワルファリンでは、有害事象として低血糖が起こる。解答 _____

（5）ワルファリンの長期投与は、骨粗鬆症のリスクを
　　　高める。　　解答 _____

（6）ワルファリンは、妊婦には投与しない。　　解答 _____

（7）ワルファリンと青汁には、相乗効果がある。　　解答 _____

（8）ワルファリンと納豆には、拮抗作用がある。　　解答 _____

（9）ヘパリンは、ワルファリンに比べて即効性がある。解答 _____

（10）ヘパリンは、静脈内注射で投与する。　　解答 _____

2 つぎの設問に答えなさい。

（1）ワルファリンの作用機序はどれか。

　　1．プロトロンビン産生の抑制

　　2．トロンビン形成の抑制

　　3．トロンビンの不活化の促進

　　4．フィブリン形成の防止　　　　　　　　　解答＿＿＿＿＿＿＿＿＿

（2）ワルファリンの副作用として誤っているのはどれか。

　　1．血尿

　　2．あざ

　　3．脳出血

　　4．消化性潰瘍　　　　　　　　　　　　　　解答＿＿＿＿＿＿＿＿＿

（3）ワルファリンと拮抗作用があるのはどれか。

　　1．ビタミンA

　　2．ビタミンB_{12}

　　3．ビタミンE

　　4．ビタミンK　　　　　　　　　　　　　　解答＿＿＿＿＿＿＿＿＿

（4）ワルファリンカリウム投与時に避けた方がよい食品はどれか。

　　1．グレープフルーツ

　　2．チーズ

　　3．クロレラ

　　4．緑茶　　　　　　　　　　　　　　　　　解答＿＿＿＿＿＿＿＿＿

第**8**回　# 抗血栓薬・止血薬

実施日　　月　　日

正解：　／**14**問

制限時間 **5**分

1 文章を読み、正しいものには○、誤っているものには×を書きなさい。

（1）抗血小板薬は、狭心症の治療に用いられる。

解答 _____

（2）抗血小板薬は、グレープフルーツにより作用が
　　　減弱する。

解答 _____

（3）内視鏡検査の前には、抗血小板薬投与の中断を
　　　検討する。

解答 _____

（4）血栓溶解薬は、プラスミノゲンのはたらきを
　　　阻害する。

解答 _____

（5）プラスミンは、フィブリンを分解する。

解答 _____

（6）トロンビンは、血栓を溶解する作用をもつ。

解答 _____

（7）シロスタゾールは、血小板の凝集を阻害する。

解答 _____

（8）t-PA療法は、脳梗塞発症から24時間以内に
　　　開始する。

解答 _____

（9）アドレナリンは、血管収縮作用により止血する。

解答 _____

（10）トラネキサム酸は、全身性の出血傾向には無効で
　　　ある。

解答 _____

2 つぎの設問に答えなさい。

（1）抗血小板作用と抗炎症作用があるのはどれか。

　　1．ヘパリン

　　2．アトロピン

　　3．アスピリン

　　4．ワルファリン　　　　　　　　　　　　　解答＿＿＿＿＿＿＿＿＿＿

（2）つぎのうち、血栓溶解薬はどれか。

　　1．非ステロイド性抗炎症薬

　　2．副腎皮質ステロイド

　　3．クエン酸ナトリウム

　　4．ウロキナーゼ　　　　　　　　　　　　　解答＿＿＿＿＿＿＿＿＿＿

（3）抗血小板薬の有害事象はどれか。

　　1．消化性潰瘍

　　2．脳出血

　　3．不整脈

　　4．骨髄抑制　　　　　　　　　　　　　　　解答＿＿＿＿＿＿＿＿＿＿

（4）組織型プラスミノゲンアクチベーター（t-PA）について、正しいものはどれか。

　　1．プラスミノゲンのはたらきを抑える。

　　2．プラスミンを阻害する。

　　3．血小板の凝集を抑える。

　　4．静脈注射で投与される。　　　　　　　　解答＿＿＿＿＿＿＿＿＿＿

第9回 糖尿病治療薬・インスリン

実施日　　月　　日

正解：　　／14問

制限時間 5分

1 文章を読み、正しいものには○、誤っているものには×を書きなさい。

（1）インスリン製剤は、1型糖尿病患者には使用できない。

解答

（2）インスリンを長期投与すると満月様顔貌をきたす。

解答

（3）インスリン自己注射は、食後30分以内に行う。

解答

（4）食欲がないときは食後に超速効型インスリンを注射する。

解答

（5）インスリンを注射する部位は前回と違う部位に行う。

解答

（6）インスリンの注射をした後は針を刺した場所をよくもむ。

解答

（7）インスリン製剤は、手荷物として飛行機に持ち込める。

解答

（8）インスリン製剤は、冷凍庫で保存するように指導する。

解答

（9）ビグアナイド系薬は、肝臓の糖新生を抑制する。

解答

（10）α-グルコシダーゼ阻害薬は、食直前に服用する。

解答

2 つぎの設問に答えなさい。

（1）インスリン製剤に使用される単位はどれか。

　　1．単位（U）

　　2．マイクログラム（μg）

　　3．ミリグラム当量（mEg）

　　4．モル（mol）　　　　　　　　　　　　　解答＿＿＿＿＿＿＿＿＿＿＿

（2）インスリン自己注射の投与経路はどれか。

　　1．皮下

　　2．皮内

　　3．静脈内

　　4．筋肉内　　　　　　　　　　　　　　　　解答＿＿＿＿＿＿＿＿＿＿＿

（3）インスリン製剤で最も注意すべき副作用はどれか。

　　1．低血圧

　　2．低血糖

　　3．腸蠕動の抑制

　　4．易感染　　　　　　　　　　　　　　　　解答＿＿＿＿＿＿＿＿＿＿＿

（4）つぎのうち、インスリン分泌を刺激するのはどれか。

　　1．ビグアナイド系薬

　　2．チアゾリジン誘導体

　　3．α-グルコシダーゼ阻害薬

　　4．スルホニル尿素薬（SU薬）　　　　　　　解答＿＿＿＿＿＿＿＿＿＿＿

第 10 回

麻薬性鎮痛薬

実施日　　月　　日

正解：／ **14** 問

制限時間 **5**分

1 文章を読み、正しいものには○、誤っているものには×を書きなさい。

（1）モルヒネは、合成麻薬に分類される。

解答＿＿＿＿＿＿＿

（2）モルヒネは、中枢神経系に作用する。

解答＿＿＿＿＿＿＿

（3）モルヒネは、非オピオイド鎮痛薬である。

解答＿＿＿＿＿＿＿

（4）モルヒネは、がんの疼痛コントロールの目的でも使用される。

解答＿＿＿＿＿＿＿

（5）モルヒネは、気管支粘膜からの分泌抑制を目的に術前に投与される。

解答＿＿＿＿＿＿＿

（6）急性心筋梗塞時には、モルヒネの使用は禁忌である。

解答＿＿＿＿＿＿＿

（7）コデインは、モルヒネより強い鎮痛作用を発揮する。

解答＿＿＿＿＿＿＿

（8）コデインは、咳止めとして用いられる。

解答＿＿＿＿＿＿＿

（9）オキシコドン塩酸塩は、経口薬や注射剤として用いる。

解答＿＿＿＿＿＿＿

（10）オキシコドン塩酸塩は、呼吸抑制を増強する。

解答＿＿＿＿＿＿＿

2 つぎの設問に答えなさい。

（1）モルヒネの副作用（有害事象）はどれか。

1．出血

2．高血圧

3．粘膜障害

4．便秘　　　　　　　　　　　　　　　解答＿＿＿＿＿＿＿＿＿＿

（2）モルヒネによる急性中毒の症状・徴候はどれか。

1．浮腫

2．縮瞳

3．胸痛

4．低血糖　　　　　　　　　　　　　　解答＿＿＿＿＿＿＿＿＿＿

（3）モルヒネの取り扱いについて、誤っているものはどれか。

1．鍵のかかる堅固な設備に保管する。

2．残薬は、必ず病棟で廃棄する。

3．麻薬注射処方箋にて払い出しを受ける。

4．空になったアンプルは麻薬管理責任者に返却する。　解答＿＿＿＿＿＿

（4）フェンタニルについて、正しいものはどれか。

1．貼付剤は、痛みのある部分に貼って使用する。

2．貼付剤は、頓用でも使用が可能である。

3．注射剤としても用いられる。

4．冷蔵で保存する。　　　　　　　　　解答＿＿＿＿＿＿＿＿＿＿

第11回

炎症と非ステロイド性 抗炎症薬

実施日　　　月　　　日

正解：　／14問

制限時間 5分

---

1 文章を読み、正しいものには○、誤っているものには×を書きなさい。

（1）炎症は、免疫反応のひとつである。

解答＿＿＿＿＿＿＿＿＿

（2）肥満細胞からヒスタミンが遊離すると血管透過性 は低下する。

解答＿＿＿＿＿＿＿＿＿

（3）トロンボキサンA_2は、血小板の凝集を促進する。

解答＿＿＿＿＿＿＿＿＿

（4）ブラジキニンは、血圧低下を引き起こす。

解答＿＿＿＿＿＿＿＿＿

（5）ロイコトリエンは、気管支拡張作用を有する。

解答＿＿＿＿＿＿＿＿＿

（6）非ステロイド性抗炎症薬は、プロスタグランジンの 産生を抑制する。

解答＿＿＿＿＿＿＿＿＿

（7）非ステロイド性抗炎症薬は炭酸飲料の摂取によって 吸収が早まる。

解答＿＿＿＿＿＿＿＿＿

（8）アスピリンの有害作用として、胃潰瘍が みとめられる。

解答＿＿＿＿＿＿＿＿＿

（9）インドメタシンは、痛風発作にも用いられる。

解答＿＿＿＿＿＿＿＿＿

（10）インドメタシンは、消化性潰瘍の治療薬である。

解答＿＿＿＿＿＿＿＿＿

2 つぎの設問に答えなさい。

（1）炎症の４徴候に含まれないものはどれか。

1．発赤

2．発熱

3．疼痛

4．梗塞　　　　　　　　　　　　　　　解答 ＿＿＿＿＿＿＿＿＿＿＿＿

（2）世界保健機関３段階除痛ラダーの第３段階で推奨されている鎮痛薬はどれか。

1．アセトアミノフェン

2．コデインリン酸塩

3．オキシコドン塩酸塩

4．インドメタシン　　　　　　　　　　解答 ＿＿＿＿＿＿＿＿＿＿＿＿

（3）非ステロイド性抗炎症薬で注意すべき有害作用はどれか。

1．骨粗鬆症

2．無月経

3．消化性潰瘍

4．糖尿病　　　　　　　　　　　　　　解答 ＿＿＿＿＿＿＿＿＿＿＿＿

（4）アスピリンについて、誤っているものはどれか。

1．喘息治療の第一選択薬である。

2．有害作用として出血傾向を認める。

3．心筋梗塞の再発予防に用いられる。

4．鎮痛解熱作用を有する。　　　　　　解答 ＿＿＿＿＿＿＿＿＿＿＿＿

第12回 ステロイド性抗炎症薬

実施日　　月　　日

正解：　／14問

制限時間 5分

1 文章を読み、正しいものには○、誤っているものには×を書きなさい。

（1）鉱質コルチコイドからつくられるのがステロイド薬である。

解答＿＿＿＿＿＿＿＿

（2）ステロイド薬は、内服薬のみである。

解答＿＿＿＿＿＿＿＿

（3）ステロイド薬は、気管支喘息の発作予防に有効である。

解答＿＿＿＿＿＿＿＿

（4）ステロイド薬は、消化性潰瘍の治療薬としても用いられる。

解答＿＿＿＿＿＿＿＿

（5）ステロイド薬の使用は、自己免疫疾患の患者には禁忌である。

解答＿＿＿＿＿＿＿＿

（6）ステロイド薬は、サイトカインの産生を促進する。

解答＿＿＿＿＿＿＿＿

（7）ステロイド薬の投与により、緑内障が悪化する。

解答＿＿＿＿＿＿＿＿

（8）ステロイド薬の有害作用として、不眠がみとめられる。

解答＿＿＿＿＿＿＿＿

（9）低血圧は、ステロイド薬の有害事象のひとつである。

解答＿＿＿＿＿＿＿＿

（10）ショック時には、ステロイド薬の投与は禁忌である。

解答＿＿＿＿＿＿＿＿

2 つぎの設問に答えなさい。

（1）副腎皮質ステロイドの作用はどれか。

1．食欲の抑制

2．免疫の促進

3．血圧の低下

4．炎症の抑制　　　　　　　　　　　　解答＿＿＿＿＿＿＿＿＿＿＿＿

（2）副腎皮質ステロイドの有害作用に含まれないものはどれか。

1．聴力障害

2．浮腫

3．糖尿病

4．易感染　　　　　　　　　　　　　　解答＿＿＿＿＿＿＿＿＿＿＿＿

（3）副腎皮質ステロイドの長期投与時の患者への説明として誤っているものはどれか。

1．「急に使用を中止しないでください」

2．「骨折しやすいので注意してください」

3．「体重増加に注意してください」

4．「低血糖に注意してください」　　　解答＿＿＿＿＿＿＿＿＿＿＿＿

（4）長期間の使用によって満月様顔貌をきたすのはどれか。

1．インドメタシン

2．プレドニゾロン

3．テオフィリン

4．インスリン　　　　　　　　　　　　解答＿＿＿＿＿＿＿＿＿＿＿＿

第 13 回

抗ヒスタミン薬・抗アレルギー薬

実施日	月	日

正解：／ 14 問

制限時間 5 分

1 文章を読み、正しいものには○、誤っているものには×を書きなさい。

（1）H_2 受容体を遮断するのが抗ヒスタミン薬である。　解答

（2）ヒスタミン遊離抑制作用をもつのは、第 2 世代抗ヒスタミン薬である。　解答

（3）抗ヒスタミン薬の服用は、眠気を引き起こす。　解答

（4）抗ヒスタミン薬の副作用として、難聴がある。　解答

（5）抗ヒスタミン薬は、乗り物酔いにも有効である。　解答

（6）皮膚炎の患者には、抗ヒスタミン薬は禁忌である。　解答

（7）抗アレルギー薬とよばれるのは、第 1 世代抗ヒスタミン薬である。　解答

（8）抗ロイコトリエン薬は、気管支喘息の予防に投与される。　解答

（9）トロンボキサン A_2 は、気管支拡張作用を有する。　解答

（10）トロンボキサン A_2 阻害薬は、抗アレルギー作用をもつ。　解答

2 つぎの設問に答えなさい。

（1）ヒスタミン放出による反応として誤っているものはどれか。

1．血圧の上昇

2．血管透過性の亢進

3．胃酸分泌の亢進

4．気管支の収縮　　　　　　　　　解答　＿＿＿＿＿＿＿＿

（2）抗ヒスタミン薬の有害作用ではないものはどれか。

1．食欲不振

2．口渇

3．排尿困難

4．下痢　　　　　　　　　　　　　解答　＿＿＿＿＿＿＿＿

（3）つぎのうち、H_1受容体拮抗薬ではないものはどれか。

1．ジフェンヒドラミン

2．クロルフェニラミン

3．シメチジン

4．クレマスチン　　　　　　　　　解答　＿＿＿＿＿＿＿＿

（4）抗ヒスタミン薬はどれか。

1．クロルフェニラミン

2．アスピリン

3．ワルファリン

4．ニフェジピン　　　　　　　　　解答　＿＿＿＿＿＿＿＿

第14回 副交感神経作用薬

実施日　　月　　日

正解：　　／14問

制限時間 5分

1 文章を読み、正しいものには○、誤っているものには×を書きなさい。

（1）コリン作動薬の投与により、脈拍数は低下する。

解答＿＿＿＿＿＿＿＿＿＿

（2）コリン作動薬は、瞳孔を収縮させる。

解答＿＿＿＿＿＿＿＿＿＿

（3）コリン作動薬により、膀胱平滑筋は弛緩する。

解答＿＿＿＿＿＿＿＿＿＿

（4）コリンエステラーゼ阻害薬は、認知症の治療にも
用いられる。

解答＿＿＿＿＿＿＿＿＿＿

（5）ムスカリン様作用薬は、腸管の器質的閉塞の改善に
有効である。

解答＿＿＿＿＿＿＿＿＿＿

（6）抗コリン作動薬の副作用として、徐脈が
みとめられる。

解答＿＿＿＿＿＿＿＿＿＿

（7）抗コリン作動薬は、気管支喘息の治療薬として
用いられる。

解答＿＿＿＿＿＿＿＿＿＿

（8）アトロピンは、眼底検査で用いられる。

解答＿＿＿＿＿＿＿＿＿＿

（9）アトロピンは、閉塞隅角緑内障の患者には禁忌
である。

解答＿＿＿＿＿＿＿＿＿＿

（10）スコポラミンは、気管支粘膜からの分泌を亢進する。

解答＿＿＿＿＿＿＿＿＿＿

2 つぎの設問に答えなさい。

（1）コリンエステラーゼ阻害薬が用いられるのはどれか。

　　1．気管支喘息

　　2．重症筋無力症

　　3．慢性腎炎

　　4．尿失禁　　　　　　　　　　　　　　　　解答＿＿＿＿＿＿＿＿＿＿＿＿

（2）コリン作動薬の作用として誤っているものはどれか。

　　1．血圧上昇

　　2．気管支の収縮

　　3．腸蠕動の亢進

　　4．腺分泌の亢進　　　　　　　　　　　　　解答＿＿＿＿＿＿＿＿＿＿＿＿

（3）抗コリン作動薬の副作用として誤っているものはどれか。

　　1．口喝

　　2．尿閉

　　3．下痢

　　4．腸閉塞　　　　　　　　　　　　　　　　解答＿＿＿＿＿＿＿＿＿＿＿＿

（4）抗コリン薬の投与が禁忌の疾患はどれか。

　　1．疥癬

　　2．前頭側頭型認知症

　　3．大腿骨骨折

　　4．前立腺肥大症　　　　　　　　　　　　　解答＿＿＿＿＿＿＿＿＿＿＿＿

第**15**回　**交感神経作用薬**

実施日　　月　　日

正解：　／**14**問

制限時間 **5**分

1 文章を読み、正しいものには○、誤っているものには×を書きなさい。

（1）アドレナリン作動薬は、交感神経を抑制する。

解答＿＿＿＿＿＿＿＿＿＿＿

（2）アドレナリンはノルアドレナリンよりも強い
　　　昇圧作用を示す。

解答＿＿＿＿＿＿＿＿＿＿＿

（3）アドレナリン作動薬は、アナフィラキシーショック
　　　時は禁忌である。

解答＿＿＿＿＿＿＿＿＿＿＿

（4）アドレナリン作動薬は、気管支喘息の患者には
　　　禁忌である。

解答＿＿＿＿＿＿＿＿＿＿＿

（5）β作動薬は、徐脈の改善に有効である。

解答＿＿＿＿＿＿＿＿＿＿＿

（6）抗アドレナリン作動薬により、心拍数は上昇する。

解答＿＿＿＿＿＿＿＿＿＿＿

（7）抗アドレナリン作動薬は、降圧薬として使用される。

解答＿＿＿＿＿＿＿＿＿＿＿

（8）α遮断薬は、交感神経の興奮を刺激する。

解答＿＿＿＿＿＿＿＿＿＿＿

（9）β遮断薬により、心拍出量は減少する。

解答＿＿＿＿＿＿＿＿＿＿＿

（10）慢性閉塞性肺疾患の患者には、β遮断薬は
　　　使用しない。

解答＿＿＿＿＿＿＿＿＿＿＿

2 つぎの設問に答えなさい。

（1）つぎのうち、カテコールアミンではない医薬品はどれか。

　　1．ドパミン

　　2．フェニレフリン

　　3．アドレナリン

　　4．ノルアドレナリン　　　　　　　　　　　解答＿＿＿＿＿＿＿＿＿

（2）アドレナリン作動薬の作用で正しいものはどれか。

　　1．気管支収縮

　　2．血管拡張

　　3．心収縮力増強

　　4．腸蠕動亢進　　　　　　　　　　　　　　解答＿＿＿＿＿＿＿＿＿

（3）つぎのうち、抗アドレナリン作動薬ではないものはどれか。

　　1．プロプラノロール

　　2．プラゾシン

　　3．フェントラミン

　　4．サルブタモール　　　　　　　　　　　　解答＿＿＿＿＿＿＿＿＿

（4）つぎのうち、α遮断薬が用いられるのはどれか。

　　1．前立腺肥大による尿閉

　　2．不整脈

　　3．慢性心不全

　　4．狭心症　　　　　　　　　　　　　　　　解答＿＿＿＿＿＿＿＿＿

第**16**回 **抗癌薬①**

実施日　　月　　日

正解：　／**14**問

制限時間 **5**分

1 文章を読み、正しいものには○、誤っているものには×を書きなさい。

（1）抗癌薬は、正常細胞にも傷害を与える。

解答＿＿＿＿＿＿＿＿＿

（2）抗癌薬の有害事象は、腎臓に現れやすい。

解答＿＿＿＿＿＿＿＿＿

（3）抗癌薬の副作用は、細胞分裂が起こりにくい器官で
出現しやすい。

解答＿＿＿＿＿＿＿＿＿

（4）がん治療薬として、抗生物質が用いられる。

解答＿＿＿＿＿＿＿＿＿

（5）抗癌薬は、白血病には効果がみられない。

解答＿＿＿＿＿＿＿＿＿

（6）抗癌薬は、複数の種類を併用してはならない。

解答＿＿＿＿＿＿＿＿＿

（7）白血球の増加は、抗癌薬の副作用である骨髄抑制を
示す。

解答＿＿＿＿＿＿＿＿＿

（8）貧血は、抗癌薬の骨髄抑制症状である。

解答＿＿＿＿＿＿＿＿＿

（9）抗癌薬の静脈内注射開始直後には、頻脈に注意する。

解答＿＿＿＿＿＿＿＿＿

（10）口内炎は、抗癌薬投与開始直後から出現する。

解答＿＿＿＿＿＿＿＿＿

2 つぎの設問に答えなさい。

（1）抗癌薬による骨髄抑制症状はどれか。

　　1．歯肉出血

　　2．下痢

　　3．脱毛

　　4．悪心　　　　　　　　　　　　　　解答＿＿＿＿＿＿＿＿＿＿＿

（2）つぎのうち、抗癌薬の有害な作用で起こりやすいのはどれか。

　　1．失禁

　　2．嘔吐

　　3．高血糖

　　4．光線過敏　　　　　　　　　　　　解答＿＿＿＿＿＿＿＿＿＿＿

（3）抗癌薬治療中の感染予防で重要な検査項目はどれか。

　　1．CRP（C反応性蛋白）

　　2．赤血球

　　3．好中球

　　4．好塩基球　　　　　　　　　　　　解答＿＿＿＿＿＿＿＿＿＿＿

（4）抗癌薬を末梢から点滴静脈内注射している患者の訴えで、緊急度が最も高いのはどれか。

　　1．嘔気

　　2．倦怠感

　　3．食欲不振

　　4．刺入部痛　　　　　　　　　　　　解答＿＿＿＿＿＿＿＿＿＿＿

第**17**回　**抗癌薬②**

1 文章を読み、正しいものには○、誤っているものには×を書きなさい。

（1）アルキル化薬は、がん細胞のDNA複製を阻害する。　解答＿＿＿＿＿＿＿＿

（2）分子標的薬は、他の抗癌薬に比べて副作用が強く
出現する。　解答＿＿＿＿＿＿＿＿

（3）ビンクリスチンは、プラチナ製剤である。　解答＿＿＿＿＿＿＿＿

（4）シスプラチンの使用時は、水分制限をする。　解答＿＿＿＿＿＿＿＿

（5）プレドニゾロンは、悪性リンパ腫には無効である。　解答＿＿＿＿＿＿＿＿

（6）ニムスチンは、脳腫瘍に有効な抗癌薬である。　解答＿＿＿＿＿＿＿＿

（7）フルオロウラシルには、出血性腸炎の副作用が
みとめられる。　解答＿＿＿＿＿＿＿＿

（8）シクロホスファミドの副作用として、出血性膀胱炎
がある。　解答＿＿＿＿＿＿＿＿

（9）メトトレキサートは、リウマチの治療にも有効で
ある。　解答＿＿＿＿＿＿＿＿

（10）ブスルファンの有害作用として、肺線維症が
みとめられる。　解答＿＿＿＿＿＿＿＿

2 つぎの設問に答えなさい。

（1）つぎの抗癌薬のうち、抗がん性抗生物質はどれか。

　　1．ブレオマイシン

　　2．ニムスチン

　　3．メトトレキサート

　　4．フルオロウラシル　　　　　　　　　解答＿＿＿＿＿＿＿＿

（2）プレドニゾロンは、どの抗癌薬に分類されるか。

　　1．植物アルカロイド

　　2．アルキル化薬

　　3．分子標的薬

　　4．ホルモン剤　　　　　　　　　　　　解答＿＿＿＿＿＿＿＿

（3）嘔気・嘔吐が特に強く出現する抗癌薬はどれか。

　　1．ブスルファン

　　2．ブレオマイシン

　　3．ビンクリスチン

　　4．シスプラチン　　　　　　　　　　　解答＿＿＿＿＿＿＿＿

（4）つぎのうち、末梢神経障害が強く現れる抗癌薬はどれか。

　　1．メトトレキサート

　　2．ビンクリスチン

　　3．ブレオマイシン

　　4．プレドニゾロン　　　　　　　　　　解答＿＿＿＿＿＿＿＿

輸液製剤

実施日　　月　　日

正解：　／14問

制限時間 5分

1 文章を読み、正しいものには○、誤っているものには×を書きなさい。

（1）リンゲル液には、カリウムが含まれている。

解答＿＿＿＿＿＿＿＿

（2）リンゲル液は、低張性電解質輸液製剤である。

解答＿＿＿＿＿＿＿＿

（3）乳酸リンゲル液の有害作用として、アシドーシスが起こる。

解答＿＿＿＿＿＿＿＿

（4）開始液（1号液）には、カリウムは含まれていない。

解答＿＿＿＿＿＿＿＿

（5）脱水補給液（2号液）は、高カリウム血症の患者には禁忌である。

解答＿＿＿＿＿＿＿＿

（6）維持液（3号液）のナトリウム濃度は、血漿よりも低い。

解答＿＿＿＿＿＿＿＿

（7）術後回復液（4号液）は、乳児への投与は禁忌である。

解答＿＿＿＿＿＿＿＿

（8）5％ブドウ糖液は、輸液後おもに細胞内に分布する。

解答＿＿＿＿＿＿＿＿

（9）生理食塩液は、0.9％塩化ナトリウム水溶液である。

解答＿＿＿＿＿＿＿＿

（10）腎不全で乏尿がみられる場合、塩化カリウムの投与は禁忌である。

解答＿＿＿＿＿＿＿＿

2 つぎの設問に答えなさい。

（1）水・電解質の調節で正しいのはどれか。

1．循環血漿量の減少はレニンの分泌を増加させる。

2．抗利尿ホルモン〈ADH〉は尿浸透圧を低下させる。

3．過剰な飲水は血中ナトリウム濃度を上昇させる。

4．アルドステロンは腎からのカリウム排泄を抑える。　　解答 _____

（2）15％塩化カリウム注射液原液の静脈内投与で起こり得るのはどれか。

1．骨髄抑制

2．心停止

3．無尿

4．発熱　　解答 _____

（3）高カリウム血症について、正しいものはどれか。

1．Ｔ波の平坦化がみられる。

2．アルドステロンの過剰分泌によって引き起こされる。

3．利尿薬の投与は禁忌である。

4．インスリンの投与によって改善する。　　解答 _____

（4）中心静脈栄養法〈TPN〉で高カロリー輸液を用いる際に、起こりやすい合併症はどれか。

1．高血圧

2．高血糖

3．末梢静脈炎

4．正中神経麻痺　　解答 _____

第**19**回

輸血と血液製剤

実施日　　月　　日

正解：　／**14**問

制限時間 **5**分

1 文章を読み、正しいものには○、誤っているものには×を書きなさい。

（1）アンチトロンビンⅢ製剤は、血栓予防に有効である。　解答＿＿＿＿＿＿＿

（2）血漿製剤は、使用前に50℃の湯で温めて使用する。　解答＿＿＿＿＿＿＿

（3）血液製剤への放射線照射は、輸血後移植片対宿主病
予防のために行う。　解答＿＿＿＿＿＿＿

（4）赤血球濃厚液の輸血では、専用の輸血セットを
使用する。　解答＿＿＿＿＿＿＿

（5）輸血を開始して30分後にアレルギー反応の初回
観察を行う。　解答＿＿＿＿＿＿＿

（6）輸血後、呼吸困難が出現したら滴下数を減らして
続行する。　解答＿＿＿＿＿＿＿

（7）輸血の有害反応として、発熱がみられる。　解答＿＿＿＿＿＿＿

（8）輸血後移植片対宿主病〈PT-GVHD〉は、輸血直後
に出現する。　解答＿＿＿＿＿＿＿

（9）末梢血管収縮反応は、輸血直後に出現することが
ある。　解答＿＿＿＿＿＿＿

（10）溶血性輸血反応は、赤血球製剤の輸血により
出現する。　解答＿＿＿＿＿＿＿

2 つぎの設問に答えなさい。

（1）つぎのうち、冷凍保存する血液製剤はどれか。

1．血小板製剤

2．血漿製剤

3．アルブミン製剤

4．免疫グロブリン製剤　　　　　　　　　　　　解答 _____

（2）つぎのうち、振とう保存する血液製剤はどれか。

1．血小板製剤

2．血漿製剤

3．血液凝固因子製剤

4．アルブミン製剤　　　　　　　　　　　　　　解答 _____

（3）全血製剤の保存温度はどれか。

1．－20℃

2．2〜6℃

3．12〜15℃

4．20〜24℃　　　　　　　　　　　　　　　　解答 _____

（4）赤血球濃厚液の有効期間は採血後どのくらいか。

1．24時間

2．4日間

3．21日間

4．1年間　　　　　　　　　　　　　　　　　　解答 _____

第20回　抗不整脈薬

実施日　　月　　日

制限時間　5分

正解：　／14問

1 文章を読み、正しいものには○、誤っているものには×を書きなさい。

（1）脈拍数が100回/分以上の場合を、頻脈性不整脈という。

解答＿＿＿＿＿＿＿＿

（2）不整脈は、ジギタリスの副作用としても出現する。

解答＿＿＿＿＿＿＿＿

（3）抗不整脈薬を長期投与すると、不整脈が増悪することもある。

解答＿＿＿＿＿＿＿＿

（4）ループ利尿薬は、抗不整脈薬としても用いられる。

解答＿＿＿＿＿＿＿＿

（5）リドカイン塩酸塩は、ナトリウムチャネル遮断薬である。

解答＿＿＿＿＿＿＿＿

（6）抗甲状腺薬の副作用として、不整脈がみられる。

解答＿＿＿＿＿＿＿＿

（7）β遮断薬は、急性心不全による不整脈に用いる。

解答＿＿＿＿＿＿＿＿

（8）β遮断薬は、気管支喘息患者には使用しない。

解答＿＿＿＿＿＿＿＿

（9）間質性肺炎は、カリウムチャネル遮断薬の副作用である。

解答＿＿＿＿＿＿＿＿

（10）カルシウム拮抗薬の有害作用として、甲状腺機能障害がある。

解答＿＿＿＿＿＿＿＿

2 つぎの設問に答えなさい。

（1）リドカイン塩酸塩は、どの経路で用いるか。

    1．舌下投与

    2．内服

    3．静脈内注射

    4．筋肉内注射　　　　　　　　　　　　　解答＿＿＿＿＿＿＿＿＿＿

（2）ボーン・ウィリアムズ分類で、Ⅲ群に分類されるのはどれか。

    1．カリウムチャネル遮断薬

    2．ナトリウムチャネル遮断薬

    3．カルシウム拮抗薬

    4．β遮断薬　　　　　　　　　　　　　　解答＿＿＿＿＿＿＿＿＿＿

（3）不整脈の治療に用いられるβ遮断薬はどれか。

    1．アミオダロン

    2．ベラパミル

    3．ジソピラミド

    4．プロプラノロール　　　　　　　　　　解答＿＿＿＿＿＿＿＿＿＿

（4）キニジンの投与によるキニーネ中毒の症状はどれか。

    1．耳鳴

    2．骨髄抑制

    3．低血糖

    4．血圧下降　　　　　　　　　　　　　　解答＿＿＿＿＿＿＿＿＿＿

第21回

利尿薬

実施日　　月　　日

正解：　／14問

制限時間　5分

1 文章を読み、正しいものには○、誤っているものには×を書きなさい。

（1）利尿薬は、浮腫の改善に効果がある。　　　　　　　解答＿＿＿＿＿＿

（2）利尿薬を服用した場合、急激な血圧低下に注意する。　解答＿＿＿＿＿＿

（3）高齢者に利尿薬を投与した場合、特に脱水に注意する。　　　　　　　　　　　　　　　　　　　　解答＿＿＿＿＿＿

（4）ループ利尿薬は、抗不整脈薬としても用いられる。　解答＿＿＿＿＿＿

（5）ループ利尿薬は副作用として低カリウム血症を引き起こす。　　　　　　　　　　　　　　　　　　解答＿＿＿＿＿＿

（6）チアジド系利尿薬の服用時、必要に応じて塩化カリウムを補給する。　　　　　　　　　　　　　解答＿＿＿＿＿＿

（7）チアジド系利尿薬は、尿細管でのナトリウム再吸収を促進する。　　　　　　　　　　　　　　　解答＿＿＿＿＿＿

（8）カリウム保持性利尿薬では、高カリウム血症に注意する。　　　　　　　　　　　　　　　　　　解答＿＿＿＿＿＿

（9）フロセミドには、耳毒性の副作用がみとめられる。　解答＿＿＿＿＿＿

（10）スピロノラクトンの副作用として、女性化乳房がある。　　　　　　　　　　　　　　　　　　　解答＿＿＿＿＿＿

2 つぎの設問に答えなさい。

（1）アルドステロン症に最も有効なのはどれか。

1．ループ利尿薬

2．チアジド系利尿薬

3．カリウム保持性利尿薬

4．浸透圧利尿薬　　　　　　　　　　　解答＿＿＿＿＿＿＿＿＿

（2）ループ利尿薬について正しいものはどれか。

1．作用の持続時間が短い。

2．作用発現は遅い。

3．就寝前の服用が望ましい。

4．副作用の高血圧に注意する。　　　　解答＿＿＿＿＿＿＿＿＿

（3）利尿薬により血中濃度が低下するのはどれか。

1．中性脂肪

2．血糖

3．尿酸

4．ナトリウム　　　　　　　　　　　　解答＿＿＿＿＿＿＿＿＿

（4）ループ利尿薬とジギタリス製剤を服用している場合、最も注意すべき血液検査項目はどれか。

1．クレアチニン値

2．カルシウム値

3．ビリルビン値

4．カリウム値　　　　　　　　　　　　解答＿＿＿＿＿＿＿＿＿

抗高血圧症薬

実施日	月	日	制限時間
正解：	／	14問	5分

1 文章を読み、正しいものには○、誤っているものには×を書きなさい。

（1）抗高血圧症薬は、症状が改善したらすぐに服用を
中断する。
解答＿＿＿＿＿＿＿＿＿

（2）フロセミドは、高血圧症薬としても使用される。
解答＿＿＿＿＿＿＿＿＿

（3）β遮断薬は、気管支喘息の患者には禁忌である。
解答＿＿＿＿＿＿＿＿＿

（4）カルシウム拮抗薬の副作用として、浮腫が
みとめられる。
解答＿＿＿＿＿＿＿＿＿

（5）カルシウム拮抗薬の有害事象として、骨粗鬆症が
ある。
解答＿＿＿＿＿＿＿＿＿

（6）カルシウム拮抗薬を用いるときは、納豆の摂取を
控える。
解答＿＿＿＿＿＿＿＿＿

（7）α_1遮断薬の投与開始時は、めまいやふらつきに
注意する。
解答＿＿＿＿＿＿＿＿＿

（8）ACE阻害薬は、アンギオテンシンⅡの産生を抑制
する。
解答＿＿＿＿＿＿＿＿＿

（9）ACE阻害薬は、妊婦には禁忌である。
解答＿＿＿＿＿＿＿＿＿

（10）ブラジキニンが活性化することで、血圧が上昇する。
解答＿＿＿＿＿＿＿＿＿

2 つぎの設問に答えなさい。

（1）抗高血圧症薬のうち、低カリウム血症に最も注意すべきなのはどれか。

1．ニフェジピン

2．プロプラノロール

3．ヒドロクロロチアジド

4．アムロジピン　　　　　　　　　　　　　解答　＿＿＿＿＿＿＿＿＿＿

（2）α₁遮断薬の作用機序はどれか。

1．心拍出量を低下させる。

2．血管を拡張させる。

3．レニン分泌を抑制する。

4．ナトリウムの排出を促進する。　　　　　解答　＿＿＿＿＿＿＿＿＿＿

（3）カルシウム拮抗薬の作用機序はどれか。

1．血管を拡張させる。

2．利尿を促進する。

3．心筋の収縮力を抑える。

4．カルシウムの吸収を高める。　　　　　　解答　＿＿＿＿＿＿＿＿＿＿

（4）ACE阻害薬の有害作用はどれか。

1．高尿酸血症

2．うつ

3．頻脈

4．空咳　　　　　　　　　　　　　　　　　解答　＿＿＿＿＿＿＿＿＿＿

第23回 抗菌薬

実施日　　月　　日

正解：／14問

制限時間 5分

1 文章を読み、正しいものには○、誤っているものには×を書きなさい。

（1）MIC値が高いほど、強い抗菌力を示す医薬品である。

解答＿＿＿＿＿＿＿＿

（2）βラクタム系抗菌薬の抗菌作用は、細胞壁合成阻害である。

解答＿＿＿＿＿＿＿＿

（3）ニューキノロン系抗菌薬の副作用として、髄膜炎が認められる。

解答＿＿＿＿＿＿＿＿

（4）アミノグリコシド系抗菌薬の有害作用として難聴がある。

解答＿＿＿＿＿＿＿＿

（5）テトラサイクリン系抗菌薬は、胎盤を通過しない。

解答＿＿＿＿＿＿＿＿

（6）ミノサイクリン塩酸塩は、マイコプラズマ肺炎に有効である。

解答＿＿＿＿＿＿＿＿

（7）ゲンタマイシン硫酸塩は、結核菌に有効である。

解答＿＿＿＿＿＿＿＿

（8）クラリスロマイシンは、ヘリコバクターピロリの除菌に用いられる。

解答＿＿＿＿＿＿＿＿

（9）リファンピシンの投与により、肝障害をきたしやすい。

解答＿＿＿＿＿＿＿＿

（10）バンコマイシン塩酸塩は、腎毒性がある。

解答＿＿＿＿＿＿＿＿

2 つぎの設問に答えなさい。

（1）抗菌薬はどれか。

    1．エリスロマイシン

    2．アシクロビル

    3．インターフェロン

    4．アマンタジン塩酸塩　　　　　　　　　　　解答＿＿＿＿＿＿＿＿＿

（2）メチシリン耐性黄色ブドウ球菌（MRSA）に有効な薬はどれか。

    1．ベンジルペニシリンカリウム

    2．セファゾリンナトリウム

    3．ストレプトマイシン硫酸塩

    4．バンコマイシン塩酸塩　　　　　　　　　　解答＿＿＿＿＿＿＿＿＿

（3）結核の治療薬はどれか。

    1．スルファメトキサゾール

    2．イソニアジド

    3．ノルフロキサシン

    4．プロテアーゼ阻害薬　　　　　　　　　　　解答＿＿＿＿＿＿＿＿＿

（4）セフェム系抗菌薬の有害作用として誤っているものはどれか。

    1．ショック

    2．悪心・嘔吐

    3．腎障害

    4．髄膜炎　　　　　　　　　　　　　　　　　解答＿＿＿＿＿＿＿＿＿

第24回 抗ウイルス薬

実施日　　月　　日

正解：　　／14問

制限時間 5分

1 文章を読み、正しいものには○、誤っているものには×を書きなさい。

（1）抗菌薬の中には、ウイルス感染症に有効なものもある。

解答＿＿＿＿＿＿＿＿

（2）エリスロマイシンは、抗ウイルス薬である。

解答＿＿＿＿＿＿＿＿

（3）プロテアーゼ阻害薬は、HIV感染症の治療に用いられる。

解答＿＿＿＿＿＿＿＿

（4）逆転写酵素阻害薬は、インフルエンザの治療薬である。

解答＿＿＿＿＿＿＿＿

（5）ザナミビル水和物は、インフルエンザの治療薬である。

解答＿＿＿＿＿＿＿＿

（6）アマンタジン塩酸塩は、B型インフルエンザに有効である。

解答＿＿＿＿＿＿＿＿

（7）アマンタジン塩酸塩は、パーキンソン病の治療薬としても使用される。

解答＿＿＿＿＿＿＿＿

（8）インターフェロンは、C型肝炎には無効である。

解答＿＿＿＿＿＿＿＿

（9）インターフェロンの投与により、インフルエンザ様症状が現れる。

解答＿＿＿＿＿＿＿＿

（10）オセルタミビルリン酸塩の副作用として、幻覚が出現することがある。

解答＿＿＿＿＿＿＿＿

2 つぎの設問に答えなさい。

（1）HIV感染症治療薬はどれか。

　　1．ビダラビン

　　2．アムホテリシンB

　　3．ジドブジン

　　4．バラシクロビル　　　　　　　　　　　解答＿＿＿＿＿＿＿＿＿

（2）ガンシクロビルが有効なのはどれか。

　　1．サイトメガロウイルス感染症

　　2．インフルエンザウイルス感染症

　　3．ヘルペスウイルス感染症

　　4．B型肝炎ウイルス感染症　　　　　　　解答＿＿＿＿＿＿＿＿＿

（3）アシクロビルが有効な疾患はどれか。

　　1．A型インフルエンザ

　　2．帯状疱疹

　　3．B型肝炎

　　4．子宮頸がん　　　　　　　　　　　　　解答＿＿＿＿＿＿＿＿＿

（4）ジドブジンの有害作用ではないものはどれか。

　　1．骨髄抑制

　　2．肝障害

　　3．髄膜炎

　　4．うっ血性心不全　　　　　　　　　　　解答＿＿＿＿＿＿＿＿＿

第25回 気管支喘息治療薬

実施日　　月　　日

正解：　／14問

制限時間 5分

1 文章を読み、正しいものには○、誤っているものには×を書きなさい。

（1）成人の気管支喘息の多くは、アトピー型である。

解答＿＿＿＿＿＿＿

（2）アスピリン喘息は、非アトピー型の喘息に
分類される。

解答＿＿＿＿＿＿＿

（3）リリーバーは、喘息の長期管理に用いられる医薬品
である。

解答＿＿＿＿＿＿＿

（4）コリン作動薬は、気管支喘息の治療に有効である。

解答＿＿＿＿＿＿＿

（5）キサンチン誘導体の副作用として、不整脈が
みとめられる。

解答＿＿＿＿＿＿＿

（6）テオフィリンは、TDMの管理を必要とする医薬品で
ある。

解答＿＿＿＿＿＿＿

（7）テオフィリンは、気管支を拡張させる作用をもつ。

解答＿＿＿＿＿＿＿

（8）β_2作動薬は、気管支喘息発作時に有効である。

解答＿＿＿＿＿＿＿

（9）β_2作動薬の副作用として、血圧の急激な低下が
起こる。

解答＿＿＿＿＿＿＿

（10）テオフィリン系の医薬品は、緑茶の大量摂取によって
有害事象が出現しやすくなる。

解答＿＿＿＿＿＿＿

2 つぎの設問に答えなさい。

（1）気管支拡張薬ではないものはどれか。

1．フロセミド

2．サルブタモール

3．アミノフィリン

4．イプラトロピウム　　　　　　　　　　解答 _____

（2）β_2作動薬の作用機序はどれか。

1．気管支平滑筋の弛緩

2．副交感神経の刺激

3．サイトカインの産生抑制

4．アレルギー物質の受容体を遮断　　　　解答 _____

（3）喘息の長期管理に適するのはどれか。

1．インドメタシン

2．プロカテロール

3．サルブタモール

4．プレドニゾロン　　　　　　　　　　　解答 _____

（4）吸入ステロイドの使用時、患者への指導として適切なのはどれか。

1．吸入後は、1時間程度臥床してください。

2．発作が出ないときは、使用しないでください。

3．吸入した日は、運動を控えてください。

4．吸入後は必ずうがいをしてください。　解答 _____

第26回 鎮咳薬・去痰薬・呼吸促進薬

実施日　　月　　日

正解：　／14問

制限時間 **5分**

1 文章を読み、正しいものには○、誤っているものには×を書きなさい。

（1）鎮咳薬は、原則的に湿性咳嗽の場合に使用する。　解答＿＿＿＿＿＿＿

（2）リン酸コデインは、麻薬性鎮痛薬である。　解答＿＿＿＿＿＿＿

（3）リン酸コデインは、12歳未満の小児への投与が
　　　禁忌である。　解答＿＿＿＿＿＿＿

（4）リン酸コデインは、気管支喘息の発作予防に
　　　有効である。　解答＿＿＿＿＿＿＿

（5）デキストロメトルファンの有害作用は、
　　　薬物依存である。　解答＿＿＿＿＿＿＿

（6）去痰薬を使用すると気道分泌物の粘性は高まる。　解答＿＿＿＿＿＿＿

（7）去痰薬の投与により、肺サーファクタントの
　　　分泌は促進される。　解答＿＿＿＿＿＿＿

（8）呼吸促進薬は、呼吸中枢に作用する。　解答＿＿＿＿＿＿＿

（9）新生児仮死には、呼吸促進薬が用いられる。　解答＿＿＿＿＿＿＿

（10）ショック時には、呼吸促進薬は慎重投与とする。　解答＿＿＿＿＿＿＿

2 つぎの設問に答えなさい。

（1）咳中枢があるのはどれか。

1．小脳

2．中脳

3．延髄

4．視床下部　　　　　　　　　　　　　　解答 _____

（2）リン酸コデインで最も注意すべき有害作用はどれか。

1．消化性潰瘍

2．薬物依存

3．呼吸抑制

4．不整脈　　　　　　　　　　　　　　　解答 _____

（3）慢性閉塞性肺疾患（COPD）の患者に投与できないのはどれか。

1．麻薬性鎮咳薬

2．β_2 作動薬

3．副腎皮質ステロイド

4．抗コリン薬　　　　　　　　　　　　　解答 _____

（4）つぎのうち、呼吸促進薬に含まれないものはどれか。

1．ジモルホラミン

2．ドキサプラム

3．ナロキソン

4．ブロムヘキシン　　　　　　　　　　　解答 _____

第**27**回　消化性潰瘍と治療薬

実施日　　月　　日

正解：　／**14**問

制限時間 **5**分

1 文章を読み、正しいものには○、誤っているものには×を書きなさい。

（1）喫煙や過度の飲酒は、消化性潰瘍の原因となる。　　解答

（2）ペプシンは、胃粘膜を守る防御因子である。　　解答

（3）ガストリンの分泌が増えることで胃壁が保護される。解答

（4）アルギン酸ナトリウムは、胃の粘液分泌を促進する。解答

（5）非ステロイド性抗炎症薬は、消化性潰瘍の治療に
　　　用いられる。　　解答

（6）プロスタグランジンの分泌は、消化性潰瘍を
　　　引き起こす。　　解答

（7）消化性潰瘍の患者には、インドメタシンの内服は
　　　禁忌である。　　解答

（8）炭酸水素ナトリウムは、胃酸を中和する。　　解答

（9）コリン作動薬は、消化性潰瘍の治療に用いられる。解答

（10）副腎皮質ステロイドの有害作用として、消化性潰瘍が
　　　ある。　　解答

2 つぎの設問に答えなさい。

（1）消化性潰瘍の原因となるのはどれか。

　　1．リケッチア

　　2．ヘリコバクターピロリ

　　3．アニサキス

　　4．スピロヘータ　　　　　　　　　　　　解答＿＿＿＿＿＿＿＿＿＿＿＿＿＿＿

（2）つぎのうち、有害作用として消化性潰瘍を引き起こすのはどれか。

　　1．ニトログリセリン

　　2．アトロピン

　　3．アスピリン

　　4．ジギタリス　　　　　　　　　　　　　解答＿＿＿＿＿＿＿＿＿＿＿＿＿＿＿

（3）つぎのうち、消化性潰瘍の治療に用いないものはどれか。

　　1．H_1受容体遮断薬

　　2．プロトンポンプ阻害薬

　　3．制酸薬

　　4．H_2受容体遮断薬　　　　　　　　　　解答＿＿＿＿＿＿＿＿＿＿＿＿＿＿＿

（4）胃粘膜保護作用を発揮するのはどれか。

　　1．アスピリン

　　2．スクラルファート

　　3．フロセミド

　　4．プレドニゾロン　　　　　　　　　　　解答＿＿＿＿＿＿＿＿＿＿＿＿＿＿＿

制吐薬・消化薬・下剤・止痢薬

| 実施日 | 月 日 | 正解： | ／14問 |

制限時間 5分

1 文章を読み、正しいものには○、誤っているものには×を書きなさい。

（1）嘔吐の中枢は、視床下部である。　解答＿＿＿＿＿＿

（2）抗ドパミン薬は、制吐薬として用いられる。　解答＿＿＿＿＿＿

（3）ドパミンの受容体を刺激することで、消化管運動は促進される。　解答＿＿＿＿＿＿

（4）セロトニンは、消化管運動を促進する作用をもつ。　解答＿＿＿＿＿＿

（5）抗ヒスタミン薬は、乗り物酔いの予防に有効である。　解答＿＿＿＿＿＿

（6）リパーゼは、タンパク質分解酵素である。　解答＿＿＿＿＿＿

（7）ジアスターゼは、脂質の分解を促進する。　解答＿＿＿＿＿＿

（8）苦味健胃薬は、胃液の分泌を促進する。　解答＿＿＿＿＿＿

（9）浣腸液は、腸の蠕動運動を抑える作用をもつ。　解答＿＿＿＿＿＿

（10）浸潤性下剤は、便を軟化させる作用がある。　解答＿＿＿＿＿＿

2 つぎの設問に答えなさい。

（1）つぎのうち、消化改善薬はどれか。

1．パンクレアチン

2．スクラルファート

3．アルギン酸ナトリウム

4．ミソプロストール　　　　　　　　　解答 _____

（2）便秘薬について、誤っているものはどれか。

1．塩類下剤は、小児への投与には適さない。

2．糖類下剤は、便を軟化させる作用をもつ。

3．ヒマシ油は、腸管を刺激する下剤である。

4．膨張性下剤は、弛緩性便秘に有効である。　　　解答 _____

（3）つぎのうち、止痢薬ではないものはどれか。

1．酸化マグネシウム

2．タンニン酸アルブミン

3．天然ケイ酸アルミニウム

4．ロペラミド塩酸塩　　　　　　　　　解答 _____

（4）潰瘍性大腸炎について、正しいものはどれか。

1．活動期の治療に副腎皮質ステロイドを用いる。

2．大量の水様性下痢が特徴である。

3．大腸がんとの関連性はない。

4．消化管のあらゆる場所で潰瘍がみられる。　　　解答 _____

第**29**回 **腎不全と治療薬**

実施日　　月　　日

正解：／**14**問

制限時間 **5**分

1 文章を読み、正しいものには○、誤っているものには×を書きなさい。

（1）腎機能が低下すると、血中クレアチニン値は上昇する。　　解答＿＿＿＿＿＿＿

（2）腎不全が進行すると、貧血が現れる。　　解答＿＿＿＿＿＿＿

（3）腎不全の合併症として、骨粗鬆症がみられる。　　解答＿＿＿＿＿＿＿

（4）腎不全の初期症状として、尿毒症がみとめられる。　　解答＿＿＿＿＿＿＿

（5）腎不全の患者には、利尿薬の投与は禁忌である。　　解答＿＿＿＿＿＿＿

（6）腎不全の患者には、カリウムを投与する。　　解答＿＿＿＿＿＿＿

（7）慢性腎不全の患者には、リン吸着薬を用いる。　　解答＿＿＿＿＿＿＿

（8）ステロイド薬により、腎不全患者の免疫力を高める。　　解答＿＿＿＿＿＿＿

（9）腎不全の場合、カルシウム拮抗薬の投与中断を検討する。　　解答＿＿＿＿＿＿＿

（10）腎不全が悪化した場合、人工透析に切り替える。　　解答＿＿＿＿＿＿＿

2 つぎの設問に答えなさい。

（1）腎機能障害の指標となるのはどれか。

1. AST

2. γ－GTP

3. eGFR

4. AFP

解答＿＿＿＿＿＿＿＿＿＿＿＿

（2）尿路の障害により起こる腎不全を何というか。

1. 急性腎不全

2. 腎前性腎不全

3. 腎性腎不全

4. 腎後性腎不全

解答＿＿＿＿＿＿＿＿＿＿＿＿

（3）腎不全の悪化予防のための高血圧対策に有効なのはどれか。

1. ACE阻害薬

2. エリスロポエチン製剤

3. 重炭酸ナトリウム

4. 活性型ビタミンD

解答＿＿＿＿＿＿＿＿＿＿＿＿

（4）腎不全患者の治療として誤っているものはどれか。

1. 免疫抑制剤を投与する。

2. 高タンパク食とする。

3. 塩分を控える。

4. 水分の摂取を制限する。

解答＿＿＿＿＿＿＿＿＿＿＿＿

第**30**回　麻酔薬・筋弛緩薬

実施日　　月　　日

正解：　／**14**問

制限時間 **5**分

1 文章を読み、正しいものには○、誤っているものには×を書きなさい。

（1）麻酔前投薬は、原則的に手術の前日に行う。　　　解答＿＿＿＿＿＿＿＿＿

（2）全身麻酔薬は、中枢神経系に作用する医薬品である。解答＿＿＿＿＿＿＿＿＿

（3）吸入麻酔薬の副作用として、血圧上昇がある。　　解答＿＿＿＿＿＿＿＿＿

（4）麻酔薬は、原則的に他の麻酔薬と併用しない。　　解答＿＿＿＿＿＿＿＿＿

（5）麻酔薬と筋弛緩薬は併用してはならない。　　　　解答＿＿＿＿＿＿＿＿＿

（6）筋弛緩薬は、ニコチン受容体を遮断する。　　　　解答＿＿＿＿＿＿＿＿＿

（7）プロポフォールは、吸入麻酔薬である。　　　　　解答＿＿＿＿＿＿＿＿＿

（8）プロポフォールには、筋弛緩作用はない。　　　　解答＿＿＿＿＿＿＿＿＿

（9）ブピバカインは、短時間作用型の麻酔薬である。　解答＿＿＿＿＿＿＿＿＿

（10）リドカインは、他の薬品と区別し、施錠できる
　　　設備で保管する。　　　　　　　　　　　　　解答＿＿＿＿＿＿＿＿＿

2 つぎの設問に答えなさい。

（1）麻酔前投薬で気管支粘膜からの分泌抑制を目的に使用するのはどれか。

　　1．モルヒネ

　　2．アトロピン

　　3．ジアゼパム

　　4．ペンタゾシン　　　　　　　　　　解答 _____

（2）麻酔前投薬で手術への不安軽減を目的に使用するのはどれか。

　　1．モルヒネ

　　2．アトロピン

　　3．ジアゼパム

　　4．ペンタゾシン　　　　　　　　　　解答 _____

（3）つぎのうち、静脈注射によって投与される麻酔薬はどれか。

　　1．チオペンタール

　　2．亜酸化窒素

　　3．イソフルラン

　　4．ハロタン　　　　　　　　　　　　解答 _____

（4）つぎのうち、局所麻酔薬はどれか。

　　1．セボフルラン

　　2．プロポフォール

　　3．リドカイン塩酸塩

　　4．ロクロニウム　　　　　　　　　　解答 _____

第31回　催眠薬・抗不安薬

実施日　　月　　日

正解：／14問

制限時間 5分

1 文章を読み、正しいものには○、誤っているものには×を書きなさい。

（1）催眠薬の多くは、向精神薬に指定される。　解答

（2）催眠薬とアルコールの併用は避ける。　解答

（3）中等時間作用型の催眠薬は、中途覚醒の改善に有効である。　解答

（4）バルビツール酸誘導体は、耐性ができにくい。　解答

（5）ベンゾジアゼピン系睡眠薬には、筋弛緩作用がある。　解答

（6）ベンゾジアゼピン系睡眠薬を用いたときには、尿酸値に注意する。　解答

（7）エスタゾラムは、麻酔前投薬にも用いられる。　解答

（8）ニトラゼパムは、てんかんの患者には禁忌である。　解答

（9）高齢者へ抗不安薬の投与を開始した際には、転倒に注意する。　解答

（10）抗不安薬は、GABAの作用を抑制する。　解答

2 つぎの設問に答えなさい。

（1）ベンゾジアゼピン系睡眠薬について、誤っているものはどれか。

1．バルビツール酸誘導体に比べ、作用が緩やかである。

2．高齢者への投与は禁忌とされる。

3．抗けいれん作用もある。

4．服用後は、車の運転は控える。　　　　　　　　　　解答 _____

（2）つぎのうち、入眠障害に最も適するのはどれか。

1．フェノバルビタール

2．フルラゼパム

3．ニトラゼパム

4．トリアゾラム　　　　　　　　　　　　　　　　　解答 _____

（3）フェノバルビタールは、どれにあたるか。

1．長時間作用型

2．中等時間作用型

3．短時間作用型

4．超短時間作用型　　　　　　　　　　　　　　　　解答 _____

（4）抗不安薬の服用開始直後の患者で最も注意するのはどれか。

1．便　秘

2．起立性低血圧

3．静座不能（アカシジア）

4．遅発性ジスキネジア　　　　　　　　　　　　　　解答 _____

第32回

てんかんと抗てんかん薬

実施日　　月　　日

正解：　／14問

制限時間　5分

---

1 文章を読み、正しいものには○、誤っているものには×を書きなさい。

（1）特発性てんかんとは、脳の明確な障害が原因のものをいう。

解答＿＿＿＿＿＿＿＿

（2）原発性てんかんは、投薬中止に2年間以上の発作消失が必要である。

解答＿＿＿＿＿＿＿＿

（3）全般発作は、大脳の両側で過剰な興奮が起こる発作である。

解答＿＿＿＿＿＿＿＿

（4）単純部分発作は、意識障害を起こす。

解答＿＿＿＿＿＿＿＿

（5）強直間代発作は、大発作ともよばれる。

解答＿＿＿＿＿＿＿＿

（6）抗てんかん薬の副作用として、急性ジストニアがみとめられる。

解答＿＿＿＿＿＿＿＿

（7）グルタミン酸は、抑制性の神経伝達物質である。

解答＿＿＿＿＿＿＿＿

（8）カルバマゼピンは、躁うつ病の治療にも用いられる。

解答＿＿＿＿＿＿＿＿

（9）カルバマゼピンの副作用として、骨髄抑制がある。

解答＿＿＿＿＿＿＿＿

（10）フェノバルビタールは、部分発作には無効である。

解答＿＿＿＿＿＿＿＿

2 つぎの設問に答えなさい。

（1）学童期の女児に多くみられる、意識を失うような発作はどれか。

1．ミオクロニー発作

2．強直間代発作

3．脱力発作

4．欠神発作　　　　　　　　　　　　　　解答＿＿＿＿＿＿＿＿＿

（2）フェニトインについて、誤っているものはどれか。

1．副作用として、歯肉増殖がみられる。

2．欠神発作に特に有効である。

3．グルタミン酸の作用を抑制する。

4．投与を中止する場合は、徐々に減量する。　　解答＿＿＿＿＿＿＿＿＿

（3）バルプロ酸ナトリウムについて、誤っているものはどれか。

1．欠神発作に無効である。

2．重篤な肝障害がみられる患者には禁忌である。

3．カルバペネム系抗生物質と併用はできない。

4．強直間代発作の第一選択薬である。　　　解答＿＿＿＿＿＿＿＿＿

（4）つぎのうち、薬物依存に最も注意すべき抗てんかん薬はどれか。

1．バルプロ酸ナトリウム

2．カルバマゼピン

3．フェニトイン

4．フェノバルビタール　　　　　　　　　解答＿＿＿＿＿＿＿＿＿

第33回 精神疾患と治療薬

実施日　　月　　日

正解：　／14問

制限時間 5分

1 文章を読み、正しいものには○、誤っているものには×を書きなさい。

（1）幻覚は、統合失調症の陰性症状である。

解答＿＿＿＿＿＿＿

（2）我が国では、統合失調症は10,000人に2～3人の頻度で起こる。

解答＿＿＿＿＿＿＿

（3）統合失調症では、認知機能の低下もみられる。

解答＿＿＿＿＿＿＿

（4）統合失調症の治療では、薬物療法と心理療法を組み合わせる。

解答＿＿＿＿＿＿＿

（5）抗精神病薬は、ドパミンの作用を高める。

解答＿＿＿＿＿＿＿

（6）定型抗精神病薬は、陰性症状の改善に特に有効である。

解答＿＿＿＿＿＿＿

（7）抗精神病薬の副作用として、パーキンソン症状がみとめられる。

解答＿＿＿＿＿＿＿

（8）抗精神病薬の副作用には、抗コリン作用がある。

解答＿＿＿＿＿＿＿

（9）抗精神病薬投与中は、下痢の副作用に注意する。

解答＿＿＿＿＿＿＿

（10）抗精神病薬の服用により、血中プロラクチン値は低下する。

解答＿＿＿＿＿＿＿

2 つぎの設問に答えなさい。

（1）つぎのうち、統合失調症の陽性症状とされるものはどれか。

1．意欲の欠如

2．感情の鈍麻

3．自閉

4．妄想　　　　　　　　　　　　　　　解答 _____

（2）つぎのうち、非定型抗精神病薬はどれか。

1．リスペリドン

2．クロルプロマジン

3．スルピリド

4．ハロペリドール　　　　　　　　　　　解答 _____

（3）非定型抗精神病薬の特徴として誤っているものはどれか。

1．オランザピンは、糖尿病患者には禁忌である。

2．副作用として錐体外路症状が現れやすい。

3．セロトニン受容体を抑制する作用がある。

4．陽性症状の改善に有効である。　　　　解答 _____

（4）抗精神病薬の副作用に含まれないものはどれか。

1．アカシジア

2．ジストニア

3．ナルコレプシー

4．遅発性ジスキネジア　　　　　　　　　解答 _____

第**34**回　うつ病と抗うつ薬

実施日　　月　　日

正解：　／14問

制限時間　5分

1 文章を読み、正しいものには○、誤っているものには×を書きなさい。

（1）うつ病では、セロトニンの分泌が過剰となる。　解答＿＿＿＿＿＿＿＿

（2）軽症のうつ病では、自殺の危険はない。　解答＿＿＿＿＿＿＿＿

（3）軽症のうつ病には、三環系抗うつ薬が第一選択薬である。　解答＿＿＿＿＿＿＿＿

（4）抗うつ薬の投与は、少量から開始する。　解答＿＿＿＿＿＿＿＿

（5）抗うつ薬は、効果発現までに1～2週間かかる。　解答＿＿＿＿＿＿＿＿

（6）三環系抗うつ薬は、高齢者への投与に適する。　解答＿＿＿＿＿＿＿＿

（7）三環系抗うつ薬は、緑内障の患者には禁忌である。　解答＿＿＿＿＿＿＿＿

（8）三環系抗うつ薬は、心毒性がみとめられる。　解答＿＿＿＿＿＿＿＿

（9）四環系抗うつ薬は、三環系抗うつ薬に比べて副作用が強い。　解答＿＿＿＿＿＿＿＿

（10）SNRIは、ノルアドレナリンを増加させる作用をもつ。　解答＿＿＿＿＿＿＿＿

2 つぎの設問に答えなさい。

（1）三環系抗うつ薬の有害作用に含まれないものはどれか。

　　1．口渇

　　2．便秘

　　3．排尿障害

　　4．易感染　　　　　　　　　　　　　　　　　　解答

（2）セロトニンのみ、絶対量を増加させる作用をもつのはどれか。

　　1．SSRI

　　2．SNRI

　　3．三環系抗うつ薬

　　4．四環系抗うつ薬　　　　　　　　　　　　　　解答

（3）SSRIについて、誤っているものはどれか。

　　1．パニック障害に対しては無効である。

　　2．抗コリン作用は三環系抗うつ薬よりも弱い。

　　3．うつ状態が改善しても、すぐに投薬を中止しない。

　　4．抗うつ効果の評価は、数週間後に行うのがよい。　解答

（4）SSRIの副作用はどれか。

　　1．多尿

　　2．吐き気

　　3．骨髄抑制

　　4．徐脈　　　　　　　　　　　　　　　　　　　解答

認知症と治療薬

第**35**回

実施日　　月　　日

正解：　／**14**問

制限時間 **5**分

1 文章を読み、正しいものには○、誤っているものには×を書きなさい。

（1）アルツハイマー型認知症では、アミロイド β の減少
　　 がみられる。
解答

（2）高齢者の認知症は、うつ病との判別が困難である。
解答

（3）認知症の初期では、即時記憶よりも遠隔記憶が
　　 障害されやすい。
解答

（4）見当識障害は、認知症の中核症状である。
解答

（5）認知症治療薬によりシナプスのアセチルコリン濃度
　　 は上昇する。
解答

（6）認知症治療薬は、発症初期から使用するのがよい。
解答

（7）ドネペジルは、認知症の根治薬である。
解答

（8）ドネペジルは、アルツハイマー型認知症にのみ
　　 有効である。
解答

（9）ドネペジルの副作用として、下痢がみられる。
解答

（10）メマンチンの副作用として、眠気がみられる。
解答

2 つぎの設問に答えなさい。

（1）つぎのうち、認知症の中核症状はどれか。

　　1．幻覚

　　2．抑うつ

　　3．失語

　　4．徘徊　　　　　　　　　　　　　　　　解答 _____

（2）レビー小体型認知症で特に顕著な症状はどれか。

　　1．性格変動

　　2．脱抑制

　　3．常同行動

　　4．幻視　　　　　　　　　　　　　　　　解答 _____

（3）認知症のうち、最も多いのはどれか。

　　1．アルツハイマー型認知症

　　2．血管性認知症

　　3．レビー小体型認知症

　　4．前頭側頭型認知症　　　　　　　　　　解答 _____

（4）認知症治療薬のうち、作用機序が大きく異なるのはどれか。

　　1．ドネペジル

　　2．ガランタミン

　　3．リバスチグミン

　　4．メマンチン　　　　　　　　　　　　　解答 _____

第36回 脂質異常症と治療薬

実施日　　月　　日

正解：　／ 14 問

制限時間 5 分

1 文章を読み、正しいものには○、誤っているものには×を書きなさい。

（1）脂質異常症は、動脈硬化の原因となる。

解答＿＿＿＿＿＿＿

（2）脂質異常症は、心筋梗塞のリスクを高める。

解答＿＿＿＿＿＿＿

（3）LDLコレステロール120mg/dL以上は、
脂質異常症とされる。

解答＿＿＿＿＿＿＿

（4）トリグリセリド150mg/dL以上は、
高トリグリセリド血症とされる。

解答＿＿＿＿＿＿＿

（5）治療薬の投与で効果がない場合に食事療法を行う。

解答＿＿＿＿＿＿＿

（6）スタチン系薬は、HMG-CoA還元酵素を阻害する。

解答＿＿＿＿＿＿＿

（7）フィブラート系薬の副作用として、横紋筋融解症が
ある。

解答＿＿＿＿＿＿＿

（8）ニコチン酸類は、トリグリセリドの吸収を促進する。

解答＿＿＿＿＿＿＿

（9）スタチン系薬服用中の患者に、筋肉痛に注意する
ように説明した。

解答＿＿＿＿＿＿＿

（10）陰イオン交換樹脂の副作用として、便秘がある。

解答＿＿＿＿＿＿＿

2 つぎの設問に答えなさい。

（1）低値によって脂質異常症と診断される検査項目はどれか。

1．トリグリセリド

2．総コレステロール

3．高比重リポ蛋白コレステロール〈HDL-C〉

4．低比重リポ蛋白コレステロール〈LDL-C〉　　　　　解答＿＿＿＿＿＿＿＿＿＿

（2）コレステロールを肝臓に戻すはたらきをもつのはどれか。

1．トリグリセリド

2．総コレステロール

3．高比重リポ蛋白コレステロール〈HDL-C〉

4．低比重リポ蛋白コレステロール〈LDL-C〉　　　　　解答＿＿＿＿＿＿＿＿＿＿

（3）つぎのうち、肝臓でのコレステロールの合成を抑えるのはどれか。

1．スタチン系薬

2．ニコチン酸類

3．陰イオン交換樹脂

4．プロブコール　　　　　解答＿＿＿＿＿＿＿＿＿＿

（4）脂質異常症の成人患者に対する食事指導の内容で誤っているものはどれか。

1．不飽和脂肪酸の摂りすぎに注意する。

2．コレステロール摂取量は1日200mg未満とする。

3．高LDLコレステロール血症では、トランス脂肪酸の摂取を減らす。

4．高トリグリセリド血症では、アルコールを制限する。

解答＿＿＿＿＿＿＿＿＿＿

第37回 貧血と治療薬

実施日　　月　　日

正解：　　／14問

制限時間 5分

1 文章を読み、正しいものには○、誤っているものには×を書きなさい。

（1）鉄欠乏性貧血では、血清フェリチンが増加する。　　解答 _____

（2）消化性潰瘍は、鉄欠乏性貧血の原因となる。　　解答 _____

（3）再生不良性貧血では、症状に易感染性がみられる。　　解答 _____

（4）葉酸の過剰摂取は、巨赤芽球性貧血を引き起こす。　　解答 _____

（5）鉄剤は、静脈内注射で投与するのが第一選択である。　解答 _____

（6）経口薬の鉄剤は、お茶で服用してもよい。　　解答 _____

（7）鉄剤の投与後、便が黒くなったら投与を中止する。　解答 _____

（8）溶血性貧血の治療薬として、副腎皮質ステロイドが
　　 適する。　　解答 _____

（9）溶血性貧血の治療には、免疫抑制剤を投与する。　解答 _____

（10）腎性貧血には、エリスロポエチン（EPO）を
　　 投与する。　　解答 _____

2 つぎの設問に答えなさい。

（1）悪性貧血は、つぎのうちどれに分類されるか。

    1．鉄欠乏性貧血

    2．再生不良性貧血

    3．巨赤芽球性貧血

    4．溶血性貧血　　　　　　　　　　　　　　　解答 _____

（2）胃の切除により、最も起こりやすい貧血はどれか。

    1．鉄欠乏性貧血

    2．再生不良性貧血

    3．巨赤芽球性貧血

    4．溶血性貧血　　　　　　　　　　　　　　　解答 _____

（3）不足すると巨赤芽球性貧血を引き起こすのはどれか。

    1．ビタミンA

    2．ビタミンB_{12}

    3．ビタミンD

    4．ビタミンK　　　　　　　　　　　　　　　解答 _____

（4）鉄剤の副作用はどれか。

    1．頻尿

    2．便秘

    3．不整脈

    4．嘔吐　　　　　　　　　　　　　　　　　　解答 _____

第38回 骨粗鬆症と治療薬

実施日　　月　　日

正解：　／14問

制限時間 5分

1 文章を読み、正しいものには○、誤っているものには×を書きなさい。

（1）骨粗鬆症では、骨密度の低下がみられる。

解答＿＿＿＿＿＿＿＿＿

（2）運動不足は、骨粗鬆症の原因となる。

解答＿＿＿＿＿＿＿＿＿

（3）喫煙習慣は、骨粗鬆症のリスク因子である。

解答＿＿＿＿＿＿＿＿＿

（4）高齢男性と比較して、高齢女性の方が骨粗鬆症の
　　　リスクが高い。

解答＿＿＿＿＿＿＿＿＿

（5）プロラクチンの分泌減少は骨粗鬆症の原因となる。

解答＿＿＿＿＿＿＿＿＿

（6）甲状腺機能亢進症は、骨粗鬆症のリスク因子である。

解答＿＿＿＿＿＿＿＿＿

（7）カルシトニンは、骨吸収を促進する。

解答＿＿＿＿＿＿＿＿＿

（8）クッシング症候群では、骨粗鬆症のリスクが高まる。

解答＿＿＿＿＿＿＿＿＿

（9）薬の服用により引き起こされる骨粗鬆症は、
　　　続発性骨粗鬆症である。

解答＿＿＿＿＿＿＿＿＿

（10）日光浴は、骨粗鬆症の予防に有効である。

解答＿＿＿＿＿＿＿＿＿

2 つぎの設問に答えなさい。

（1）長期投与により骨粗鬆症を引き起こすリスクが高まるのはどれか。

1．ジギタリス

2．ワルファリン

3．副腎皮質ステロイド

4．抗ヒスタミン　　　　　　　　　　　　解答＿＿＿＿＿＿＿＿

（2）骨粗鬆症の治療薬でないものはどれか。

1．ビタミンK_2製剤

2．カルシウム拮抗薬

3．ビスホスホネート製剤

4．カルシトニン製剤　　　　　　　　　　解答＿＿＿＿＿＿＿＿

（3）不足すると骨粗鬆症を引き起こすのはどれか。

1．ビタミンA

2．ビタミンB_2

3．ビタミンD

4．ビタミンE　　　　　　　　　　　　　解答＿＿＿＿＿＿＿＿

（4）カルシトニンと拮抗する作用をもつのはどれか。

1．パラソルモン

2．サイロキシン

3．バソプレシン

4．アルドステロン　　　　　　　　　　　解答＿＿＿＿＿＿＿＿

関節リウマチと治療薬

実施日　　月　　日

正解：　／**14**問

制限時間 **5**分

1 文章を読み、正しいものには○、誤っているものには×を書きなさい。

（1）関節リウマチは、自己免疫疾患の一つとされる。　　解答＿＿＿＿＿＿＿＿

（2）関節リウマチの場合、治癒するまで運動を制限する。解答＿＿＿＿＿＿＿＿

（3）関節リウマチの膝関節での発症は、O脚を
　　　引き起こす。　　　　　　　　　　　　　　　　　解答＿＿＿＿＿＿＿＿

（4）抗リウマチ薬の効果が発現するのは、
　　　投与後1週間頃である。　　　　　　　　　　　　解答＿＿＿＿＿＿＿＿

（5）抗リウマチ薬は、免疫異常を改善する作用をもつ。解答＿＿＿＿＿＿＿＿

（6）通常、抗リウマチ薬の効果がみられない場合に
　　　抗炎症薬を用いる。　　　　　　　　　　　　　　解答＿＿＿＿＿＿＿＿

（7）副腎皮質ステロイドは、関節リウマチの根治薬で
　　　ある。　　　　　　　　　　　　　　　　　　　　解答＿＿＿＿＿＿＿＿

（8）抗リウマチ薬とステロイドは併用できない。　　　解答＿＿＿＿＿＿＿＿

（9）生物学的製剤は、サイトカインの産生を高める。　解答＿＿＿＿＿＿＿＿

（10）メトトレキサートの副作用として、骨髄抑制がある。解答＿＿＿＿＿＿＿＿

2 つぎの設問に答えなさい。

（1）関節リウマチで正しいのはどれか。

1．遠位指節〈DIP〉が障害されやすい。

2．腎障害を合併することが多い。

3．関節のこわばりは、夕方に強い。

4．悪性関節リウマチは血管炎を伴う。　　解答　＿＿＿＿＿＿

（2）関節リウマチで誤っているのはどれか。

1．膠原病の中で最も頻度の高い疾患である。

2．左右の関節で非対称に症状が出現する。

3．関節炎があらゆる場所で多発する。

4．関節滑膜から病変が始まる。　　解答　＿＿＿＿＿＿

（3）抗リウマチ薬の副作用はどれか。

1．間質性肺炎

2．便秘

3．消化性潰瘍

4．低血糖　　解答　＿＿＿＿＿＿

（4）生物学的製剤の投与中に最も注意すべき合併症はどれか。

1．消化性潰瘍

2．間質性肺炎

3．尿閉

4．骨粗鬆症　　解答　＿＿＿＿＿＿

第40回 パーキンソン病と治療薬

実施日　　月　　日

正解：　　／14問

制限
時間
5分

1 文章を読み、正しいものには○、誤っているものには×を書きなさい。

（1）パーキンソン病の症状は、左右対称で現れる。　　解答＿＿＿＿＿＿＿＿＿

（2）満月様顔貌は、パーキンソン病の症状である。　　解答＿＿＿＿＿＿＿＿＿

（3）腕を振らずに歩くのは、パーキンソン病患者で
みられる。　　解答＿＿＿＿＿＿＿＿＿

（4）パーキンソン病の治療薬は、根治薬として
用いられる。　　解答＿＿＿＿＿＿＿＿＿

（5）パーキンソン病の治療薬として、コリン作動薬を
用いる。　　解答＿＿＿＿＿＿＿＿＿

（6）パーキンソン病治療薬の長期投与は、ジスキネジア
を引き起こす。　　解答＿＿＿＿＿＿＿＿＿

（7）起立性低血圧は、パーキンソン病治療薬の副作用
である。　　解答＿＿＿＿＿＿＿＿＿

（8）アマンタジン塩酸塩は、インフルエンザ治療薬として
も用いられる。　　解答＿＿＿＿＿＿＿＿＿

（9）アマンタジン塩酸塩の投与を中止する際は、
徐々に減量する。　　解答＿＿＿＿＿＿＿＿＿

（10）ノルアドレナリン前駆薬（ドロキシドパ）は、
すくみ足に有効である。　　解答＿＿＿＿＿＿＿＿＿

2　つぎの設問に答えなさい。

（1）不足することでパーキンソン病を引き起こすのはどれか。

　　1．アセチルコリン

　　2．ドパミン

　　3．サイロキシン

　　4．セロトニン　　　　　　　　　　　解答＿＿＿＿＿＿＿＿＿＿

（2）パーキンソン病を引き起こす神経細胞変性の起こる場所はどこか。

　　1．間脳

　　2．大脳

　　3．中脳

　　4．小脳　　　　　　　　　　　　　　解答＿＿＿＿＿＿＿＿＿＿

（3）パーキンソン病の４大症状に含まれないものはどれか。

　　1．安静時振戦

　　2．姿勢反射障害

　　3．脱力発作

　　4．無動・寡動　　　　　　　　　　　解答＿＿＿＿＿＿＿＿＿＿

（4）つぎのうち、パーキンソン病の治療薬はどれか。

　　1．フェニトイン

　　2．ドネペジル

　　3．セロトニン・ノルアドレナリン再取り込み阻害薬

　　4．レボドパ　　　　　　　　　　　　解答＿＿＿＿＿＿＿＿＿＿

第**41**回　　**甲状腺疾患と治療薬**

実施日　　月　　日

正解：　／**14**問

制限時間　**5**分

1 文章を読み、正しいものには○、誤っているものには×を書きなさい。

（1）サイロキシンとカルシトニンを甲状腺ホルモンという。

解答 _____

（2）甲状腺ホルモンには、ヨウ素が含まれている。

解答 _____

（3）バセドウ病では、眼瞼下垂が症状として現れる。

解答 _____

（4）橋本病は、甲状腺のホルモン分泌が低下する。

解答 _____

（5）テタニーは、甲状腺機能低下症の症状である。

解答 _____

（6）小児の先天性甲状腺機能低下症をクレチン症という。

解答 _____

（7）甲状腺機能低下症では、カルシウムの補充療法が有効である。

解答 _____

（8）中心性肥満は、抗甲状腺薬の副作用である。

解答 _____

（9）チアマゾールの副作用として、無顆粒球症が現れることがある。

解答 _____

（10）プロピルチオウラシルは、甲状腺ホルモン補充療法で用いる。

解答 _____

2 つぎの設問に答えなさい。

（1）甲状腺ホルモンの分泌が亢進した状態の身体所見について正しいのはどれか。

1．徐　脈

2．便　秘

3．皮膚乾燥

4．手指振戦　　　　　　　　　　　　　　　解答 _____

（2）バセドウ病の治療に用いられるのはどれか。

1．チアマゾール

2．T_3 製剤

3．ビタミン K_2 製剤

4．カルシトニン製剤　　　　　　　　　　　解答 _____

（3）抗甲状腺薬の副作用ではないものはどれか。

1．不整脈

2．無顆粒球症

3．かゆみ

4．肝障害　　　　　　　　　　　　　　　　解答 _____

（4）抗甲状腺薬の服用後の注意として誤っているものはどれか。

1．定期的に血液検査を行う。

2．効果が出るまでに数ヶ月かかることもある。

3．妊娠の予定がある場合は医師に相談する。

4．海藻類を多めに摂取する。　　　　　　　解答 _____

第**42**回　**免疫を調節する薬**

1 文章を読み、正しいものには○、誤っているものには×を書きなさい。

（1）免疫抑制薬は、T細胞のはたらきを抑制する。 解答＿＿＿＿＿＿＿＿＿＿

（2）免疫抑制薬は、移植片対宿主病（GVHD）の予防に
有効である。 解答＿＿＿＿＿＿＿＿＿＿

（3）ステロイド薬には、免疫力を高める作用がある。 解答＿＿＿＿＿＿＿＿＿＿

（4）ヒト免疫グロブリンは、免疫を増強する目的で
投与される。 解答＿＿＿＿＿＿＿＿＿＿

（5）ワクチン接種は、受動免疫である。 解答＿＿＿＿＿＿＿＿＿＿

（6）BCGワクチンは、おたふくかぜの予防に有効で
ある。 解答＿＿＿＿＿＿＿＿＿＿

（7）タクロリムスは、サイトカインの産生を促進する。 解答＿＿＿＿＿＿＿＿＿＿

（8）インターフェロンは、サイトカインの一種である。 解答＿＿＿＿＿＿＿＿＿＿

（9）メトトレキサートの副作用として、間質性肺炎が
ある。 解答＿＿＿＿＿＿＿＿＿＿

（10）シクロスポリンの副作用として、腎障害が起こる。 解答＿＿＿＿＿＿＿＿＿＿

2 つぎの設問に答えなさい。

（1）免疫抑制薬服用中の生活について、誤っているものはどれか。

1．妊娠中でも服用を中断しない。

2．生の魚介類は避けた方がよい。

3．禁煙を心がける。

4．インフルエンザワクチンは接種可能である。　　解答＿＿＿＿＿＿＿

（2）メトトレキサートについて、誤っているものはどれか。

1．関節リウマチの治療に有効である。

2．葉酸製剤と併用すると作用が高まる。

3．副作用として骨髄抑制がある。

4．抗癌薬としても用いられる。　　解答＿＿＿＿＿＿＿

（3）インターフェロンについて、正しいものはどれか。

1．抗がん作用をもつ。

2．α型とβ型の2種類がある。

3．免疫抑制作用を発揮する。

4．長期投与は避ける。　　解答＿＿＿＿＿＿＿

（4）つぎのうち、生ワクチンはどれか。

1．百日咳ワクチン

2．ポリオワクチン

3．麻疹ウイルスワクチン

4．A型肝炎ワクチン　　解答＿＿＿＿＿＿＿

第**43**回　**皮膚の薬**

実施日　　月　　日
正解：　　／**14**問
制限時間 **5**分

1 文章を読み、正しいものには○、誤っているものには×を書きなさい。

（1）角質層が薄い部位ほど、薬物の吸収が速くなる。　　解答＿＿＿＿＿＿

（2）乳幼児は成人に比べて皮膚からの薬物吸収が遅い。　　解答＿＿＿＿＿＿

（3）高齢者は成人に比べて皮膚からの薬物吸収が速い。　　解答＿＿＿＿＿＿

（4）貼付剤は、使用部位に限局的に作用する。　　解答＿＿＿＿＿＿

（5）ステロイド外用薬は、全身性の作用を発揮する。　　解答＿＿＿＿＿＿

（6）ステロイド外用薬の顔面への使用は避ける。　　解答＿＿＿＿＿＿

（7）ステロイド外用薬の副作用として、緑内障がある。　　解答＿＿＿＿＿＿

（8）皮膚ヘルペス感染症には、抗菌薬を用いる。　　解答＿＿＿＿＿＿

（9）フェンタニル貼付剤は、必ず同じ部位に継続して
使用する。　　解答＿＿＿＿＿＿

（10）創部が感染している場合、ポビドンヨードを用いる。　解答＿＿＿＿＿＿

2 つぎの設問に答えなさい。

（1）つぎのうち、ステロイド外用薬の吸収が最も早いのはどれか。

1．頭皮

2．手掌

3．足底

4．陰嚢　　　　　　　　　　　　　　　解答＿＿＿＿＿＿＿＿＿

（2）ステロイド外用薬の局所性の有害作用ではないものはどれか。

1．湿疹

2．皮膚萎縮

3．多毛

4．紅斑　　　　　　　　　　　　　　　解答＿＿＿＿＿＿＿＿＿

（3）ステロイド外用薬の使用方法として正しいものはどれか。

1．強く擦り込むように塗布する。

2．食後30分以内に使用する。

3．1週間ほど使用しても効果が現れない場合は中止する。

4．症状が完全に収まるまで使用はやめない。　　解答＿＿＿＿＿＿＿＿＿

（4）皮膚外用薬の処置について、正しいものはどれか。

1．皮膚の汚れや古い薬剤は熱い湯のシャワー浴で落とす。

2．乳剤性基材は刺激が少なく、びらんや湿潤面への使用に適する。

3．軟膏は、強く擦り込むようにして塗布する。

4．密封療法はステロイド外用薬などの塗布後、ラップ等で密封する。

　　　　　　　　　　　　　　　　　　解答＿＿＿＿＿＿＿＿＿

第**44**回　**点眼薬**

実施日　　月　　　日

正解：　／**14**問

制限時間　**5**分

1 文章を読み、正しいものには○、誤っているものには×を書きなさい。

（1）点眼薬は、全身に作用することはない。　　　　　　解答 _____

（2）点眼する際は、容器が睫毛に触れないようにする。　解答 _____

（3）点眼薬は、数滴以上投与する。　　　　　　　　　　解答 _____

（4）点眼した後は、すぐに数回まばたきをする。　　　　解答 _____

（5）2種類の点眼薬は、間隔を空けずに点眼する。　　　解答 _____

（6）油性の点眼液は、水性の点眼液の後に投与する。　　解答 _____

（7）懸濁性の点眼液は、振らずに使用する。　　　　　　解答 _____

（8）点眼薬は、袋に入れて保管する。　　　　　　　　　解答 _____

（9）点眼薬は、必ず冷蔵庫で保管する。　　　　　　　　解答 _____

（10）ヒアルロン酸ナトリウムは、ドライアイに有効である。　　　　　　　　　　　　　　　　　　　　　解答 _____

2 つぎの設問に答えなさい。

（1）点眼薬の投与部位で正しいのはどれか。

1．涙嚢

2．瞳孔中央

3．眼球外側

4．下結膜嚢　　　　　　　　　　　解答＿＿＿＿＿＿＿＿＿

（2）つぎのうち、緑内障の治療薬ではないものはどれか。

1．プロスタグランジン製剤

2．ヒスタミンH_1受容体遮断薬

3．アドレナリン遮断薬

4．炭酸脱水酵素阻害薬　　　　　　解答＿＿＿＿＿＿＿＿＿

（3）つぎのうち、眼底検査のために用いるのはどれか。

1．アシクロビル

2．ナファゾリン

3．アトロピン

4．プレドニゾロン　　　　　　　　解答＿＿＿＿＿＿＿＿＿

（4）ピレノキシンを用いるのはどれか。

1．白内障

2．緑内障

3．加齢黄斑変性症

4．アトピー性角膜炎　　　　　　　解答＿＿＿＿＿＿＿＿＿

第45回

点鼻薬・点耳薬

実施日　　月　　日

正解：　／**14**問

制限時間 **5**分

---

1 文章を読み、正しいものには○、誤っているものには×を書きなさい。

（1）点鼻薬は、花粉の飛散前から投与すると効果的である。

解答＿＿＿＿＿＿＿＿

（2）点鼻薬には、全身に作用するものもある。

解答＿＿＿＿＿＿＿＿

（3）点鼻薬を投与する前に鼻をかむ。

解答＿＿＿＿＿＿＿＿

（4）点鼻薬は、必ず冷蔵庫で保存する。

解答＿＿＿＿＿＿＿＿

（5）点鼻薬の投与後は、頭部を前傾させる。

解答＿＿＿＿＿＿＿＿

（6）点鼻薬は、鼻粘膜の血管を拡張する。

解答＿＿＿＿＿＿＿＿

（7）点耳薬は、使用前に少し手で温める。

解答＿＿＿＿＿＿＿＿

（8）点耳薬の容器を外耳道につけて投与する。

解答＿＿＿＿＿＿＿＿

（9）点耳薬は、原則的に1滴投与する。

解答＿＿＿＿＿＿＿＿

（10）中耳炎には、抗菌薬の点耳薬が有効である。

解答＿＿＿＿＿＿＿＿

2 つぎの設問に答えなさい。

（1）点鼻薬の長期連用によって現れる副作用はどれか。

　　1．めまい

　　2．鼻炎

　　3．胃腸障害

　　4．眠気　　　　　　　　　　　　　解答＿＿＿＿＿＿＿＿＿

（2）鼻炎に使用される点鼻薬ではないものはどれか。

　　1．抗ヒスタミン薬

　　2．抗コリン薬

　　3．ステロイド薬

　　4．キサンチン誘導体　　　　　　　解答＿＿＿＿＿＿＿＿＿

（3）点鼻薬のホルモン剤が適用されるのはどれか。

　　1．子宮内膜症

　　2．アレルギー性鼻炎

　　3．骨粗鬆症

　　4．糖尿病　　　　　　　　　　　　解答＿＿＿＿＿＿＿＿＿

（4）点耳薬の投与方法として誤っているものはどれか。

　　1．患者に咀嚼運動を促す。

　　2．投与時に軽く耳垂をひっぱりゆする。

　　3．投与後はすぐに仰臥位で臥床させる。

　　4．外耳道からあふれた薬液は拭き取る。　　解答＿＿＿＿＿＿

第**46**回　**女性生殖器と薬**

実施日　　月　　日

正解：　／**14**問

制限時間 **5**分

1 文章を読み、正しいものには○、誤っているものには×を書きなさい。

（1）女性ホルモンは、ステロイドホルモンである。　　解答＿＿＿＿＿＿＿＿＿

（2）プロゲステロンは、基礎体温を上昇させる。　　解答＿＿＿＿＿＿＿＿＿

（3）閉経によりプロゲステロンの分泌は増加する。　　解答＿＿＿＿＿＿＿＿＿

（4）更年期の女性では、エストロゲンの分泌が減少する。解答＿＿＿＿＿＿＿＿＿

（5）閉経後の女性は、動脈硬化のリスクが高まる。　　解答＿＿＿＿＿＿＿＿＿

（6）エストロゲン製剤の副作用として、悪心がある。　　解答＿＿＿＿＿＿＿＿＿

（7）オキシトシンには、子宮収縮作用がある。　　解答＿＿＿＿＿＿＿＿＿

（8）タモキシフェンには、血栓を溶解する作用もある。　解答＿＿＿＿＿＿＿＿＿

（9）アロマターゼ阻害薬は、卵巣がんの治療に有効である。　　解答＿＿＿＿＿＿＿＿＿

（10）更年期女性のホルモン療法は、子宮体がんのリスクを下げる。　　解答＿＿＿＿＿＿＿＿＿

2 つぎの設問に答えなさい。

（1）エストロゲンの作用として誤っているものはどれか。

    1．骨吸収の促進

    2．子宮内膜の増殖

    3．脂質代謝

    4．二次性徴の発現　　　　　　　　　　解答＿＿＿＿＿＿＿＿＿＿＿

（2）黄体ホルモン製剤の適用として誤っているものはどれか。

    1．不妊症の治療

    2．機能性子宮出血の改善

    3．切迫早産の予防

    4．陣痛の誘発　　　　　　　　　　　　解答＿＿＿＿＿＿＿＿＿＿＿

（3）つぎのうち、排卵誘発剤はどれか。

    1．タモキシフェン

    2．レトロゾール

    3．ラロキシフェン

    4．クロミフェン　　　　　　　　　　　解答＿＿＿＿＿＿＿＿＿＿＿

（4）つぎのうち、骨粗鬆症の治療に用いられるのはどれか。

    1．ジノプロスト

    2．ゲストロン

    3．エストラーナ

    4．シクロフェニル　　　　　　　　　　解答＿＿＿＿＿＿＿＿＿＿＿

第47回 泌尿器・男性生殖器と薬

実施日　　月　　日

正解：　／14問

制限時間　5分

1 文章を読み、正しいものには○、誤っているものには×を書きなさい。

（1）テストステロンの産生は、生涯続く。

解答＿＿＿＿＿＿＿

（2）メチルテストステロンは、男性不妊症に有効である。

解答＿＿＿＿＿＿＿

（3）アンドロゲンの作用を高めることで前立腺がんを
　　　予防する。

解答＿＿＿＿＿＿＿

（4）アンドロゲン受容体阻害薬の副作用として、
　　　女性化乳房がある。

解答＿＿＿＿＿＿＿

（5）タンパク質同化ステロイドの副作用として、
　　　貧血が認められる。

解答＿＿＿＿＿＿＿

（6）タンパク質同化ステロイドを女性に投与すると
　　　無月経のリスクがある。

解答＿＿＿＿＿＿＿

（7）ムスカリン受容体が刺激されることで排尿が
　　　抑制される。

解答＿＿＿＿＿＿＿

（8）β_3受容体作動薬は、排尿を抑制する。

解答＿＿＿＿＿＿＿

（9）アンドロゲン受容体阻害薬は、前立腺肥大症の
　　　治療に用いられる。

解答＿＿＿＿＿＿＿

（10）黄体ホルモン製剤は、前立腺肥大症には禁忌である。

解答＿＿＿＿＿＿＿

2 つぎの設問に答えなさい。

（1）テストステロンが分泌されるのはどこか。

1．副腎髄質

2．甲状腺

3．精巣

4．下垂体前葉　　　　　　　　　　　　　解答＿＿＿＿＿＿＿＿＿

（2）アンドロゲンの作用として誤っているものはどれか。

1．精子の形成

2．二次性徴の発現

3．骨髄機能の亢進

4．タンパク質の分解促進　　　　　　　　解答＿＿＿＿＿＿＿＿＿

（3）尿失禁時の排尿抑制を目的として用いられないものはどれか。

1．β_2受容体刺激薬

2．β_3受容体作動薬

3．抗コリン薬

4．コリンエステラーゼ阻害薬　　　　　　解答＿＿＿＿＿＿＿＿＿

（4）前立腺肥大症に用いるα_1遮断薬はどれか。

1．クレンブテロール

2．タムスロシン

3．ベタネコール

4．オキシブチニン　　　　　　　　　　　解答＿＿＿＿＿＿＿＿＿

第**48**回　**ビタミン製剤**

実施日　　月　　日
正解：／**14**問
制限時間 **5**分

1 文章を読み、正しいものには○、誤っているものには×を書きなさい。

（1）ビタミンKが不足すると、出血しやすくなる。　解答＿＿＿

（2）ビタミンB$_6$は、葉酸ともよばれる。　解答＿＿＿

（3）ビタミンB$_1$の欠乏は、脚気の原因となる。　解答＿＿＿

（4）ビタミンB$_2$の不足は、下痢を引き起こす。　解答＿＿＿

（5）新生児期には、ビタミンKを投与する。　解答＿＿＿

（6）葉酸が不足すると、巨赤芽球性貧血を引き起こす。　解答＿＿＿

（7）ビタミンAには、動脈硬化を予防する効果がある。　解答＿＿＿

（8）ビタミンCの欠乏は、壊血病を引き起こす。　解答＿＿＿

（9）皮膚への色素沈着を防ぐには、ビタミンCの摂取が
　　有効である。　解答＿＿＿

（10）パントテン酸には、腸管の蠕動運動を抑える作用が
　　ある。　解答＿＿＿

2 つぎの設問に答えなさい。

（1）脂溶性ビタミンではないものはどれか。

  1．ビタミンA

  2．ビタミンC

  3．ビタミンE

  4．ビタミンK   解答＿＿＿＿＿＿＿＿＿＿

（2）ワルファリンと拮抗するのはどれか。

  1．ビタミンA

  2．ビタミンB_2

  3．ビタミンD

  4．ビタミンK   解答＿＿＿＿＿＿＿＿＿＿

（3）骨粗鬆症の治療に用いられるのはどれか。

  1．ビタミンA

  2．ビタミンB_1

  3．ビタミンC

  4．ビタミンD   解答＿＿＿＿＿＿＿＿＿＿

（4）悪性貧血の治療に有効なのはどれか。

  1．ビタミンB_1

  2．ビタミンB_2

  3．ビタミンB_6

  4．ビタミンB_{12} 解答＿＿＿＿＿＿＿＿＿＿

消毒薬

実施日　　月　　日

正解：　／**14**問

制限時間 **5**分

1 文章を読み、正しいものには○、誤っているものには×を書きなさい。

（1）すべての微生物を死滅させることを消毒という。

解答＿＿＿＿＿＿＿＿＿＿

（2）消毒用エタノールは、高水準消毒薬である。

解答＿＿＿＿＿＿＿＿＿＿

（3）イソプロパノールは、中水準消毒薬である。

解答＿＿＿＿＿＿＿＿＿＿

（4）クロルヘキシジンは、粘膜の消毒に適する。

解答＿＿＿＿＿＿＿＿＿＿

（5）ベンザルコニウム塩化物は、陰性石けんとの
　　　併用で効果が増す。

解答＿＿＿＿＿＿＿＿＿＿

（6）イソプロパノールは、5%の濃度で用いる。

解答＿＿＿＿＿＿＿＿＿＿

（7）消毒用エタノールは、結核菌の消毒に有効である。

解答＿＿＿＿＿＿＿＿＿＿

（8）ポビドンヨードは、芽胞に対しても効果を示す。

解答＿＿＿＿＿＿＿＿＿＿

（9）グルタラールは、使用した内視鏡の消毒に適する。

解答＿＿＿＿＿＿＿＿＿＿

（10）グルタラールは、粘膜刺激性を有する。

解答＿＿＿＿＿＿＿＿＿＿

2 つぎの設問に答えなさい。

（1）血液で汚染された床の消毒に適切なのはどれか。

　　1．70% エタノール

　　2．0.5% クロルヘキシジン

　　3．0.5% 次亜塩素酸ナトリウム

　　4．10% ポビドンヨード　　　　　　　　　　　解答＿＿＿＿＿＿＿＿＿＿＿＿

（2）次亜塩素酸ナトリウムについて、正しいものはどれか。

　　1．手指消毒には使用しない。

　　2．金属製の機器の消毒に適する。

　　3．新型コロナウイルスには無効である。

　　4．芽胞にも強い効果を発揮する。　　　　　　解答＿＿＿＿＿＿＿＿＿＿＿＿

（3）HIV感染患者の血液がついた金属製の作業台の消毒に適するのはどれか。

　　1．消毒用エタノール

　　2．1%次亜塩素酸ナトリウム

　　3．10%ポビドンヨード

　　4．0.05%ベンザルコニウム塩化物　　　　　　解答＿＿＿＿＿＿＿＿＿＿＿＿

（4）HBs抗原陽性の患者の血液が床頭台に付着していた。消毒に適しているのはどれか。

　　1．ポビドンヨード

　　2．消毒用エタノール

　　3．次亜塩素酸ナトリウム

　　4．クロルヘキシジングルコン酸塩〈グルコン酸クロルヘキシジン〉

　　　　　　　　　　　　　　　　　　　　　　　解答＿＿＿＿＿＿＿＿＿＿＿＿

第50回 救急時の医薬品

実施日　　月　　日

正解：　／14問

制限時間 5分

1 文章を読み、正しいものには○、誤っているものには×を書きなさい。

（1）ショック時には、アドレナリンの投与を行う。　解答＿＿＿＿＿

（2）アドレナリンは、ノルアドレナリンよりも昇圧作用が強い。　解答＿＿＿＿＿

（3）リドカインは、心室頻拍の改善に有効である。　解答＿＿＿＿＿

（4）アトロピンは、頻脈性不整脈の場合に用いる。　解答＿＿＿＿＿

（5）重篤な浮腫がみられる場合には、フロセミドを投与する。　解答＿＿＿＿＿

（6）心原性ショックには、副腎皮質ステロイドが有効である。　解答＿＿＿＿＿

（7）ドブタミンは、β_1受容体に作用する。　解答＿＿＿＿＿

（8）ニトログリセリンは、心筋の収縮力を高める。　解答＿＿＿＿＿

（9）低血糖による昏睡の場合には、50%ブドウ糖液を静注する。　解答＿＿＿＿＿

（10）心房細動が起きたときは、ジゴキシンが有効である。　解答＿＿＿＿＿

2 つぎの設問に答えなさい。

（1） ドパミン塩酸塩の作用として誤っているものはどれか。

　　　1．心筋収縮力の増強

　　　2．腎血流量の抑制

　　　3．血圧の上昇

　　　4．心拍出量の増加　　　　　　　　　　　　　　解答 _____

（2） けいれんを抑えるのに最も有効なのはどれか。

　　　1．ペンタゾシン

　　　2．フロセミド

　　　3．サルブタモール

　　　4．ジアゼパム　　　　　　　　　　　　　　　　解答 _____

（3） 糖尿病性昏睡に際に最も適するのはどれか。

　　　1．アミノフィリン水和物

　　　2．炭酸水素ナトリウム

　　　3．スピロノラクトン

　　　4．シメチジン　　　　　　　　　　　　　　　　解答 _____

（4） 気管支喘息の発作時に有効なのはどれか。

　　　1．フロセミド

　　　2．モルヒネ塩酸塩

　　　3．サルブタモール

　　　4．ハロペリドール　　　　　　　　　　　　　　解答 _____

商品のご購入と発送について

　弊社の書籍は書店やインターネット通販サイトなどを通してご購入が可能です。その際は各書店、サイトへ直接お申し込み下さい。

　弊社から直接ご購入を希望される場合は、誠に勝手ながら**代金先払い**とさせて頂いております。下記の必要事項をご記入の上、**FAX**もしくは**メール**にてお申し込み下さい。お申し込み確認後、こちらからご購入代金のご連絡を差し上げますので、指定の口座（郵便振替もしくは銀行振り込み）へのご入金をお願いいたします。なお、恐れ入りますがお振込の際の手数料はお客様負担とさせて頂いております。

　お客様からのご入金を確認後、商品の方をご指定の送付先へ発送いたします。発送手数料につきましては、下記をご参照ください。

　在庫状況によってはお待たせする場合もございますのでご了承ください。品切れ等がありました際には、その旨もご連絡させて頂きます。

【お申込 FAX・メール】

FAX	03（5228）0396
mail	n-senkosha@bf7.so-net.ne.jp

送品手数料	
1～2冊	200円
3～4冊	400円
5～9冊	500円
10冊以上	送料無料

※沖縄県及び一部離島を除く。

【必要事項】

①ご注文書名　②ご注文冊数　③送付先ご住所　④お電話番号　⑤施設名（学校名）　⑥お名前
をご記入の上、上記の FAX もしくはメールの宛先までお申込ください。

※お預かりした個人情報は、商品の発送および商品のご案内以外には一切使用いたしません。

※ご指定の書店様からのご購入をご希望の際は、書店様へご相談ください。但し、お取扱い頂けない場合もございますのでご了承ください。

●ご注文・お問い合わせ先　　〒162-0801　東京都新宿区山吹町334　TEL/FAX：03-5228-0396
株式会社 宣広社　　http://senkosha.jimdo.com/
mail：n-senkosha@bf7.so-net.ne.jp

［参考文献］「系統別看護学講座　専門基礎分野　薬理学」（医学書院）／「薬理学の基本がわかる事典」（西東社）／「くすりのしくみとはたらき要点整理＆ドリル」（宣広社）

毎日コツコツ！スピードトレーニング
看護学生のための5分間テスト
薬理学レベルアップテスト50

2023年8月20日　第1版第1刷　発行

監　　修	渡邉将隆　Masataka Watanabe	
編　　集	SENKOSHA メディカルドリル編集部	
発 行 者	中村誠良	
発行・発売	株式会社宣広社　〒162-0801 東京都新宿区山吹町334　電話 03-5228-0396	
印刷・製本	株式会社平河工業社	

装丁／本文デザイン／DTP：アルファー・ワン

ISBN978-4-906852-36-9　C3047　Printed in Japan

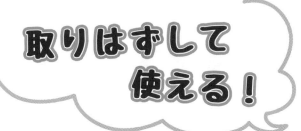

毎日 コツコツ！ スピードトレーニング

看護学生のための
5分間テスト
薬理学 50
レベルアップテスト

解答 と 解説

監修 ● 渡邉将隆　JA 長野厚生連佐久総合病院薬剤部長

編集 ● SENKOSHA メディカルドリル編集部

SENKOSHA

第１回　薬物の作用

1

（1）×

解説 細胞に存在する受容体（レセプター）と特異的に結合し、何らかの作用を発揮する物質を**リガンド**といいます。薬物はリガンドとして**受容体と結合**し、作用を発揮します。

（2）×

解説 アンタゴニストは**拮抗薬（きっこうやく）**のことで、受容体とリガンドの結合を阻害し、**作用を遮断（しゃだん）させるよう**にはたらく薬物です。作動薬は**アゴニスト**といいます。

（3）○

解説 作用を遮断（しゃだん）するようにはたらくことから、**ブロッカー（遮断薬）**といいます。**拮抗薬と同じ意味**です。標的の受容体のはたらきを妨げる作用をもつ薬剤を拮抗薬といいますが、ブロッカー（遮断薬）や、アンタゴニストなどの呼び方があります。

（4）○

解説 酵素（こうそ）は、細胞内で行われる代謝に欠かせない物質（タンパク質）です。酵素に直接作用することで効果を発揮する薬物もあります。薬理作用の発現に関与する物質には、受容体のほかに、**酵素やイオンチャネル、トランスポーター（輸送体）**などがあります。

（5）○

解説 目的とする細胞に存在する受容体との親和性が高い医薬品ほど、**より作用を発揮**します。

（6）○

解説 50％致死量を50％有効量で割って求めるのが**治療係数**で、薬物の**安全性の指標**となります。

（7）○

解説 局所的に現れる作用を**局所作用**、全身に現れる作用を**全身作用**といいます。

（8）○

解説 加齢に伴い、肝臓や腎臓の機能が低下するため、薬の副作用（有害作用）は**強く現れる**傾向があります。

（9）×

解説 医薬品を投与したとき、最も期待する作用を**主作用**というのに対し、本来の目的に沿わない不要な作用を**副作用**といいます。多くの場合有害なため、有害作用や有害事象などともよばれます。

（10）×

解説 炎症を抑えたり、解熱・鎮痛作用をもつ非ステロイド性抗炎症薬の代表的なものが**アスピリン**です。**抗炎症作用**と合わせて、**抗血小板作用**をもちます。炎症を抑える目的で使用することもありますが、低用量（81mg 〜 300mg 程度）で使用すると血小板凝集抑制作用を発揮し、**脳梗塞や心筋梗塞の再発予防効果**があります。この場合は、抗血小板作用が主作用となります。

2

（1）3

解説 複数の薬物同士の作用が関り合うことを**相互作用**といいます。そのうち、薬同士が作用を打ち消しあってしまうことを**拮抗作用**、高めあうことを**協力作用**といいます。協力作用のうち、それぞれの作用が加算されたように作用することを**相加作用**、和以上に高めあうことを**相乗作用**といいます。

（2）1

解説 ワルファリンは、血液凝固因子の産生に関わるビタミンKの作用を阻害することで、血液の凝固を防ぐ医薬品です。そのためビタミンKを多く含む食品（納豆、クロレラ、青汁、大量の緑黄色野菜など）は、ワルファリンと拮抗作用の関係にあり、その**作用を減弱**させてしまいます。

（3）4

解説 医薬品をある個体群に投与した場合に、その50％を死に至らしめる用量を**50％致死量（LD_{50}）**といいます。50％中毒量はTD_{50}、50％有効量はED_{50}と示します。

（4）3

解説 過敏症（アレルギー）の確認は、**有害作用を予測し、防ぐために必須**です。

第2回　薬物動態

（1）〇

解説 薬物の投与方法は、大きく経口投与と非経口投与に分けられます。さらに非経口投与は、注射や吸入といった投与方法に分けられます。どの投与方法（経路）をとるかによって、作用や効果の現れ方は異なります。

（2）×

解説 肝臓の代謝機能によって受ける薬理作用の減弱を初回通過効果といいます。直腸内投与された薬物は、直腸粘膜から吸収され血流に入るため、肝臓を通りません。

（3）×

解説 大きな分子であるタンパク質は血管外へ出ることができないため、血漿タンパク質と結合した薬物（結合型）は、組織に移行しにくくなります。薬物が血管から出て組織に移行することを分布といいます。血漿タンパク質と結合していない遊離型は組織内に移行でき、膜受容体に結合して作用を発揮することができます。

（4）〇

解説 投与された薬物が血管へ入ることを吸収といいます。血管に直接薬物を注入する静脈内注射では、吸収の過程はありません。

（5）〇

解説 直接薬物が血流に入るため、作用の発現が非常に早いです。

（6）×

解説 浸透圧の違いにより移行するのは受動輸送（拡散）といいます。トランスポーターを介して移行するのは、能動輸送といいます。

（7）〇

解説 投与された薬物の血中濃度が半減するまでの時間を生物学的半減期といいます。その時間が長い薬物ほど血中濃度が維持され、効果が続きます。

（8）〇

解説 全身クリアランスは、薬物を血液中から除去（排泄）する能力を示します。

（9）×

解説 継続的に投与された薬物に対する抵抗性が生まれ、感受性が減弱する、すなわち効果が現れにくくなることを耐性といいます。

（10）×

解説 薬物を中断することで現れる退薬症状（禁断症状）は、身体症状としても精神症状としてもみられます。

2

（1）2

解説 投与された薬物が血液中に入ることを吸収といいます。吸収された薬物は、血管から出て組織を構成する細胞に入り込みます。これが分布です。そして目的を果たした薬物は、肝臓で分解（代謝）され、やがて腎臓で尿と一緒に排泄されたり、胆汁に含まれて便と一緒に排泄されます。この一連の流れが薬物動態です。

（2）2

解説 経口投与された薬物は、おもに小腸で吸収され、肝臓に運ばれて代謝を受けます。初回通過効果を唯一受ける投与経路が経口投与です。回避できるおもな投与方法は、経皮投与、舌下投与、直腸内投与、および点鼻です。これは、薬物が血管内に移動しても、その血流が肝門脈に入らないからです。

（3）1

解説 投与された薬物のうち、静脈内（血液中）に到達する割合をバイオアベイラビリティ（生物学的利用率）といいます。

（4）4

解説 高齢者では、腎糸球体の濾過率低下により排泄量が低下し、血中濃度が上がります。そのほか高齢者では、肝臓・腎臓機能低下により薬物代謝が遅延し、体内水分量の低下により水溶性薬物の血中濃度が高くなります。そして筋肉量の減少により、脂肪組織が増加して脂溶性薬物の蓄積が起こります。

第3回　薬と食品等の相互作用

1

（1）○

解説　低栄養、すなわち低タンパクの場合、血漿タンパク質（多くは**アルブミン**）濃度が低下しているため、アルブミンと結合する薬物が少なく、血管外に出て組織に移行する割合が多くなります。アルブミンと結合したもの（結合型）は薬としてのはたらきができず、アルブミンと結合していない遊離型になると作用を発揮できます。

（2）×

解説　炭酸飲料などの酸性の物質は、**薬物の吸収を弱めます**。炭酸飲料の多くはpH2.5〜2.9の酸性で胃内のpHに影響を与え、薬の溶解性も変動します。

（3）×

解説　テオフィリンに代表されるキサンチン誘導体（気管支拡張薬）と納豆には、作用に影響する関係は認められません。影響するのは、**コーヒーや緑茶などのカフェインを多く含む食品**です。

（4）○

解説　アルコールは、抗不安薬や睡眠薬など、**多くの作用を増強させ**危険です。ふらつきや物忘れ、異常行動などの副作用も生じやすくなります。

（5）○

解説　タバコに含まれる成分により、テオフィリンの代謝が促進され、**作用が減弱します**。

（6）○

解説　抗ヒスタミン薬とアルコールを同時に摂取すると、相加的に中性神経抑制作用が増強されるため、**眠気などの副作用が強く現れる可能性があります**。

（7）○

解説　カルシウム拮抗薬は、血管を拡張させ、血圧を下げる作用をもちます。

（8）○

解説　免疫抑制薬やカルシウム拮抗薬は、グレープフルーツにより作用が増強します。

（9）×

解説　アルコールと催眠薬を一緒に摂取すると、ふらつきや物忘れ、異常行動などの副作用が生じやすくなります。

（10）○

解説　マグロやブリなどに含まれるヒスチジンは体内でヒスタミンに変化しますが、イソニアジドには、**ヒスタミンの代謝酵素を阻害する作用**があります。そのためヒスタミンが体内に蓄積し、紅潮、発汗、悪心などのヒスタミン中毒が現れることがあります。アミノ酸の一種であるチラミンを多く含むチーズなどの食品も動悸や血圧上昇などを引き起こすことがあるため、摂取を控えます。

2

（1）4

解説　血液凝固因子のプロトロンビンの産生にはビタミンKが必要ですが、ワルファリンはビタミンKを阻害することで**血液凝固を防ぐ**作用を発揮します。そのためビタミンKを多く含む食品等は、その**作用を減弱**させてしまいます。

（2）1

解説　納豆に含まれる納豆菌は、腸内での**ビタミンKの産生を促進**します。そのほか、クロレラ（藻の一種）やブロッコリー、パセリ、ほうれん草、青汁といったビタミンKを多く含む食品も作用を減弱させます。

（3）4

解説　グレープフルーツに含まれる**フラノクマリン**という物質は代謝酵素の作用を抑えるはたらきをもつため、薬の分解を遅延させてしまいます。そのため薬が効きすぎてしまいます。カルシウム拮抗薬のほか、**高脂血症の治療薬や免疫抑制薬**なども作用が増強されたり、副作用が現れやすくなります。

（4）1

解説　コーヒーや緑茶といったカフェインを多く含む食品は、**テオフィリンの効果を増強**させます。カルシウム剤や牛乳、ミネラルウォーターといったカルシウムを多く含む食品は、骨粗鬆症の治療薬であるビスホスホネート製剤（必ず空腹時に服用）や一部の抗菌薬の効果を弱めてしまいます。これは食品に含まれるカルシウムと薬が結合し、吸収を弱めてしまうからです。

第4回　薬の管理と規定

（1）○
解説　診察に基づいて医薬品の使用を判断・選定し、その調合と服用法を指示することを処方といい、それを文書化したものが処方箋です。処方箋は医師のみが交付できます。

（2）×
解説　禁忌（きんき）は、添付文書に示されています。

（3）×
解説　医薬部外品も厚生労働大臣の指定を必要とします。

（4）○
解説　麻薬施用者免許は、医師、歯科医師、獣医師のみが取得できます。看護師は取得できません。

（5）×
解説　麻薬も毒薬も施錠できる設備において、それぞれ区別して保管します。麻薬は施設内に設けた鍵をかけた堅固な設備（専用重量金庫）に保管、毒薬は専用の毒薬棚に保管して鍵をかけます（毒薬・劇薬は普通薬との混在禁止）。

（6）○
解説　原則として1人の患者にのみ使用します。

（7）×
解説　残液がある場合は、廃棄せずに麻薬管理責任者に返却します。

（8）○
解説　残薬同様に、使用したアンプルも麻薬管理責任者に返却します。

（9）○
解説　劇性・毒性の強い劇薬や毒薬は、厚生労働大臣により指定されます。

（10）×
解説　向精神薬の容器には、「向」の文字が明記されます。また麻薬には、「麻」の文字を明記します。

2

（1）2
解説　麻薬施用者免許も麻薬管理者免許も、都道府県知事によって交付されます。

（2）1
解説　麻薬管理者免許が取得できるのは、医師（歯科医師・獣医師含む）と薬剤師のみです。

（3）2
解説　劇薬は、白地に赤枠、赤文字で品名と「劇」の文字を明記し、他の医薬品と区別して保管します。毒薬は、黒地に白枠、白文字で品名と「毒」の文字を明記し、施錠できる専用の設備で保管します。

（4）1
解説　麻酔鎮痛薬として使用されるフェンタニルは、合成麻薬に分類されます。麻薬及び向精神薬取締法による規制を受けます。

第5回　心不全治療薬

1

（1）×
解説　心臓の機能を増強する強心薬の代表がジギタリス（強心配糖体）で、コマノハグサ科に属する植物に含まれる成分由来の医薬品です。ただし、多くの副作用や中毒（ジギタリス中毒）のリスクがある上に、心拍数の抑制によって心不全をかえって悪化させることもあるため、今は第一選択薬ではありません。第一選択薬は、ACE阻害薬や利尿薬です。

（2）×
解説　ジギタリスには、心筋細胞のカルシウム濃度を上げて収縮力を増強させる強心作用のほか、交感神経の興奮を抑えて刺激伝導系の興奮伝達速度を弱めることで、心拍を正常なリズムに戻すはたらきがあります。

（3）○
解説　ジギタリスは、迷走神経や房室結節へ作用して心拍数を減少させる作用をもちます。心房細動では脈拍が上昇するため、脈拍を低下させるβ（ベータ）遮

断薬やカルシウム拮抗薬、そしてジギタリスなどが用いられます。

（4）○

解説　ジギタリスは半減期も長く、治療に有効な薬物濃度の有効域がせまい薬です。中毒作用も現れやすいため、投与後の定期的なTDM（Therapeutic Drug Monitoring ＝治療薬物モニタリングの略で、「薬物血中濃度モニタリング」のことを表しています）が必要となります。

（5）×

解説　ジギタリスは、心筋細胞内のカルシウムイオン濃度を高めることで強心作用を示します。

（6）×

解説　利尿薬は、体内に貯留した水分やナトリウムを尿によって排出することにより、うっ血を改善して心不全の症状を軽減させる作用があります。

（7）○

解説　β遮断薬は、心筋に存在するβ受容体を遮断することで心臓の収縮力を抑制し、心臓の負担を軽減する医薬品です。陰性変力作用をもつ薬のため、左室の収縮力を抑えます（心筋の収縮性を変える作用を変力作用といい、そのうち収縮力を上げる作用を陽性変力作用、下げる作用を陰性変力作用といいます。

（8）×

解説　慢性心不全の場合には、心臓を休ませて負担を軽くする作用のあるβ遮断薬が有効といえますが、心筋収縮力を弱めるため、ひとまず血行動態を正常に回復させることが優先される急性心不全には禁忌とされます。

（9）×

解説　アンギオテンシンⅡ受容体拮抗薬（ARB）

も血管拡張作用をもち、心臓の負担を軽減するため、心不全の治療に用いられます。

（10）×

解説　アンギオテンシン変換酵素阻害薬（ACE阻害薬）は、血管を収縮させて血圧を上げるアンギオテンシンⅡの産生に関わるアンギオテンシン変換酵素の作用を阻害します。心筋の収縮力を上げる作用はありませんが、血管を拡張して血圧を下げ、心臓の負担を軽くします。

2

（1）3

解説　ジギタリスは、心筋の収縮力を増強させるため、心拍出量が増加した分、心拍数を抑えることができます。

（2）1

解説　ジギタリスの副作用は、悪心や嘔吐、食欲不振、下痢といった消化器症状から、不整脈や徐脈といった循環器症状、さらにはめまいや頭痛、視覚障害など多数あります。

（3）4

解説　ジギタリスは半減期が長い薬で、体内に長く貯留します。そのため連用するとジギタリス中毒をきたします。とくに不整脈などの循環器症状は重篤な状態であるため、投与を中止し、リドカイン塩酸塩の静注などが行われます。

（4）1

解説　ループ利尿薬も心不全の治療に用いられます。ループ利尿薬の投与時は、カリウムの過剰な排泄による低カリウム血症に注意が必要です。低カリウム血症は不整脈を引き起こすため、ジギタリス中毒の症状を増強させてしまいます。そのためカリウム値に最も注意が必要です。

第6回　狭心症治療薬

（1）×

解説　血管拡張作用をもつ硝酸薬の代表がニトログリセリンです。経口投与では初回通過効果により無効化されるため、舌下投与で用いることで即効性を発揮します。

（2）×

解説　ニトログリセリンは、冠動脈を広げて心筋への血流を増やすと同時に、静脈を広げて心臓への静脈還流（前負荷）を抑えることで心臓の負担を軽減します。

（3）○

解説　冠動脈を拡張させて心筋への血流を増やす

作用をもちます。血管を拡張させることで、狭心症の発作に用いられます。

（4）○

解説 静脈の拡張により、心臓への静脈還流は減少します。

（5）○

解説 ニトログリセリンの副作用として、動悸^{どうき}や低血圧、頭痛などがあります。

（6）×

解説 硝酸イソソルビドもニトログリセリンと同じ硝酸薬です。硝酸薬は血圧低下によって貧血を悪化させるため、高度な貧血のある患者には禁忌とされます。また硝酸薬は、眼球の脈絡膜の血管を拡張させる作用によって、閉塞隅角緑内障^{へいそくぐうかくりょくないしょう}の患者にも禁忌です。

（7）○

解説 ニトログリセリンに代表される硝酸薬は、連用することで耐性が生まれ、効果が現れにくくなります。

（8）○

解説 硝酸薬は、PDE5阻害薬と併用すると全身の血管を拡張させ、顕著^{けんちょ}な血圧低下をもたらします。血管平滑筋の弛緩などに関わるcGMPを分解する酵素がホスホジエステラーゼ5（PDE5）で、このPDE5を阻害することで、血管拡張作用や、陰茎海綿体、前立腺、膀胱などにおける平滑筋弛緩作用により血流改善作用などをあらわすのがPDE5阻害薬です。排尿障害の改善や勃起不全の治療に用いられます。

（9）×

解説 プロプラノロール塩酸塩などのβ遮断薬は、心筋に存在するβ受容体を遮断することで心臓の収縮力を抑えて心筋の酸素消費量を減らし、心臓の負担を軽減する作用をもつため、狭心症の治療に用いられます。特にカルベジロールやビソプロロールがよく使用されます。

（10）○

解説 ニフェジピンは、血管、とくに冠動脈の拡張作用をもつカルシウム拮抗薬のひとつです。冠攣縮性狭心症^{かんれんしゅく}（冠状動脈がけいれんを起こし、心臓に十分な酸素を供給できずに起こる狭心症）に有効とされます

2

（1）2

解説 アンギオテンシンⅡ受容体拮抗剤やACE阻害薬は高血圧症や慢性心不全など、キサンチン誘導体は気管支喘息など、ジギタリス製剤はうっ血性心不全、心房細動などに用いられます。狭心症の治療には、抗血小板薬のアスピリンや、硝酸薬のイソソルビドなどが用いられます。

（2）3

解説 硝酸薬には血管拡張作用があり、ニトログリセリンのほか、硝酸イソソルビドがあります。

（3）1

解説 ニトログリセリンの副作用として、血圧の低下に注意が必要です。

（4）1

解説 頭痛もニトログリセリンの副作用です。

第7回　抗血液凝固薬

1

（1）○

解説 血栓を予防するために用いられる抗血栓薬のうち、抗血液凝固作用をもつのがワルファリンです。

（2）×

解説 ワルファリンは、経口投与で用います。

（3）○

解説 血液が凝固しにくくなるため、出血傾向のある患者には禁忌です。また日常的に服用している場合には、出血が予想される手術前等に投与中止を検討します。

（4）×

解説 出血傾向になることはありますが、低血糖はワルファリンの有害事象ではありません。低血糖のリスクがあるのはインスリンです。

（5）✕

解説　ワルファリンの投与と骨粗鬆症には因果関係は認められません。**副腎皮質ステロイドの長期投与**が骨粗鬆症のリスクを高めます。

（6）〇

解説　ワルファリンは、**胎盤を通過して胎児に影響**します。先天異常や胎児の出血傾向による死亡、分娩時の母体の異常出血などのリスクがあるため、妊婦や妊娠の可能性がある場合には使用を避けます。

（7）✕

解説　青汁にはワルファリンと拮抗作用のある**ビタミンＫが多く含**まれています。

（8）〇

解説　納豆はビタミンＫを多く含む食品です。さらに納豆に含まれる納豆菌は、腸に入るとビタミンＫを作り出す働きがあります。そのためワルファリンと一緒に摂取すると**作用を減弱**させてしまいます。

（9）〇

解説　ワルファリンと同じ抗血液凝固薬であるヘパリンは、血液凝固を抑制する因子を活性化させる作用をもちます。経口投与では無効になるため、**静脈内注射や筋肉内注射などで用いられ**、ワルファリンと比較して即効性があります。

（10）〇

解説　静脈内注射で投与されるヘパリンはすぐに作用を発揮しますが、**作用の持続時間が短い**という欠点もあります。

2

（1）1

解説　肝臓で行われる血液凝因子プロトロンビンの産生にはビタミンＫが必要です。この**ビタミンＫを阻害する**ことでプロトロンビンの産生を抑制し、血液を固まりにくくするのがワルファリンです。

（2）4

解説　ワルファリンの有害作用は**出血傾向**です。出血傾向がみられる徴候として、歯肉出血や鼻血、皮下出血、血尿などがあります。さらに重症化すれば消化管からの出血や脳出血がみられるようになります。発疹や蕁麻疹（ほっしん）（じんましん）、食欲不振、吐き気、脱毛なども副作用としてみられることがあります。

（3）4

解説　血液凝固因子の産生に必要なのが**ビタミンＫ**です。

（4）3

解説　ワルファリンと拮抗作用のあるビタミンＫを多く含む食品として、**ほうれん草や小松菜、モロヘイヤ**などの青菜、**納豆、海苔、藻の一種であるクロレラ**などがあります。

第8回　抗血栓薬・止血薬

1

（1）〇

解説　冠動脈の血流が阻害され、心臓への血液供給が損なわれた状態が狭心症です。抗血小板薬を用いることで、心臓への血液供給を促します。

（2）✕

解説　抗血小板薬のひとつであるシロスタゾールは、肝臓で代謝されて体外へ排出されますが、グレープフルーツは、その代謝の働きを阻害するため、抗血小板の効果が増強されます。グレープフルーツは、カルシウム拮抗薬や免疫抑制薬、脂質異常症治療薬など、多くの医薬品の作用に影響を与える食品です。

（3）〇

解説　抗血小板薬は、血液を凝固させる血小板のはたらきを抑えて**血栓を予防**しますが、副作用として出血傾向、すなわち血が止まりにくくなる、という副作用があります。内視鏡検査により出血することもあるため、投与の中断を検討します。

（4）✕

解説　血栓を溶解させる分解酵素であるプラスミンの前駆体がプラスミノゲンです。血栓溶解薬は、プラスミノゲンを活性化することでプラスミンの産生を促進し、血栓を溶解します。

（5）〇

解説　線溶因子であるプラスミンは、形成された

フィブリンを分解し、血栓を取り除きます。

(6) ×
解説 トロンビンは血液凝固因子のひとつです。

(7) ○
解説 シロスタゾールは抗血小板作用とともに、血管拡張作用をもちます。

(8) ×
解説 t-PA（組織型プラスミノゲンアクチベーター）療法は、脳梗塞の急性期に適用される治療法で、脳血管に詰まった血栓を溶解させ、短時間のうちに血流を再開させることで脳梗塞から回復させます。発症から4.5時間以内が有効とされます。

(9) ○
解説 アドレナリンには血管収縮作用があり、局所性の止血薬として用いられます。

(10) ×
解説 トラネキサム酸は、血栓を溶解するプラスミンを抑制することで止血作用を示す、抗プラスミン薬です。

②

(1) 3
解説 抗炎症作用をもつ非ステロイド性抗炎症薬のアスピリンには、血小板の凝集を抑えて血栓の形成を防ぐ作用もあります。

(2) 4
解説 ウロキナーゼは、プラスミンの産生を促進して血栓を溶解させる血栓溶解薬です。クエン酸ナトリウムは、血液凝固反応に必要なカルシウムイオンと結合することで血液の凝固を防ぐ抗凝固薬です。非ステロイド性抗炎症薬（アスピリン）は抗血小板作用をもちます。

(3) 2
解説 抗血小板薬の副作用（有害事象）は出血傾向です。重症の場合は脳出血や消化管出血、肺出血などを引き起こすことがあります。

(4) 4
解説 組織型プラスミノゲンアクチベーター（t-PA）は、プラスミノゲンを活性化してプラスミンの産生を促す血栓溶解薬です。投与は、総量の10%を急速投与（1～2分間）し、その後残りを1時間で投与します。

第9回　糖尿病治療薬・インスリン

①

(1) ×
解説 インスリンの絶対的不足が原因の1型糖尿病では、インスリン製剤を用います。

(2) ×
解説 インスリンの長期投与により満月様顔貌が生じることはありません。満月様顔貌は副腎皮質ステロイドの副作用です。副腎皮質ステロイド＝コルチゾールが増えることで糖新生が亢進され、その代償として糖を抑えるインスリンの分泌が増加します。インスリンの受容体が多く存在する脂肪細胞にインスリンが結合することで、脂肪の合成を亢進したり、分解を抑制したりするため、身体（特に顔や体幹）に脂肪がつきやすくなります。

(3) ×
解説 インスリン自己注射は食事の直前、食前

30分、就寝前などに打ちます。超速効型は食直前、速効型は食前30分、中間型は朝食前30分または朝食直前、混合型は朝・夕食前30分または直前、持効型は朝食前や夕食前、就寝前に行います。

(4) ○
解説 食欲不振の際に普段の量のインスリンを注射すると、食事量が足りずに低血糖を引き起こすことがあります。そのため、食事摂取量に合わせて食後に超速効型インスリンを注射することがあります。

(5) ○
解説 同一部位に繰り返し注射すると、皮膚の硬結の原因となる上、インスリンの吸収も悪くなります。

(6) ×
解説 もむことで薬物成分の吸収を早めてしま

い、低血糖を引き起こすことになります。

（7）○

解説　インスリン製剤や投与に必要な器具は、手荷物として飛行機への持ち込みが可能です。

（8）×

解説　未使用のインスリン製剤は冷凍保存ではなく、2〜8℃で冷蔵保存します。ただし使用中のものは室温可で冷蔵保存しません。

（9）○

解説　血糖降下作用をもつ医薬品のうち、ビグアナイド系薬は、肝臓の糖新生を抑制したり、消化管でのグルコース吸収を抑えることで血糖値を下げる作用を発揮します。

（10）○

解説　経口血糖降下薬の α -グルコシダーゼ阻害薬は、食事直前に服用します。そのほかの経口血糖降下薬では、SU薬（スルホニル尿素薬）・ビグアナイド系薬は食前または食後、チアゾリジン系薬、SGLT₂阻害薬は朝食前または朝食後に服用します。

DPP-4阻害薬は食事に関係なく服用します。

2

（1）1

解説　1単位（U）は0.01mLです。

（2）1

解説　インスリン自己注射は皮下注射によって投与します。

（3）2

解説　インスリンには血糖を下げる作用があります。そのため低血糖の副作用に注意します。

（4）4

解説　スルホニル尿素薬（SU薬）は、インスリンを分泌する膵臓のランゲルハンス島β細胞に作用し、インスリンの分泌を促します。ビグアナイド系薬やチアゾリジン誘導体はインスリン抵抗性を改善する薬、α -グルコシダーゼ阻害薬は、小腸でのグルコースの吸収を阻害する薬です。

第10回　麻薬性鎮痛薬

1

（1）×

解説　モルヒネは、植物に含まれる毒性や薬理作用をもつ塩基性の有機化合物＝アヘンアルカロイドに分類されます。

（2）○

解説　モルヒネは、脊髄から延髄、中脳、大脳といった痛みを伝える経路全体に作用するため、強い鎮痛効果を発揮します。

（3）×

解説　モルヒネは、オピオイド鎮痛薬です。脳や脊髄には、痛みの伝達に関与するオピオイド受容体が存在します。オピオイド受容体と結合し、痛覚を遮断する鎮痛薬をオピオイド鎮痛薬といいます。非オピオイド鎮痛薬には、ロキソプロフェンナトリウムなどがあります。

（4）○

解説　モルヒネは、その強い鎮痛作用からがん性疼痛に対して用いられます。また臨床応用としては、鎮痛、麻酔前与薬、下痢止め、鎮咳（咳止め）があ

ります。モルヒネには、腸管の蠕動運動を抑制する作用もあるため、激しい下痢に対して投与されることがあります。ただし、O157や赤痢菌などが原因となる細菌性下痢の場合、症状悪化や治療期間延長を招くおそれがあるため、禁忌とされます。

（5）×

解説　モルヒネは、痛覚を麻痺させると同時に、痛みに対する不安や恐怖なども消失させる作用があります。そのため麻酔前投薬として用いられますが、気管支粘膜からの分泌抑制効果はありません。

（6）×

解説　モルヒネは、急性心筋梗塞時の胸痛軽減のために投与されることがあります。また左心室の負荷を抑える効果もあります。

（7）×

解説　モルヒネより鎮痛作用は弱い反面、依存性や副作用が少ないのが特徴です。

（8）○

解説　コデインもモルヒネ同様アヘンアルカロイドに分類される麻薬性鎮痛薬です。おもに鎮咳薬（咳

止め）として用いられます。

（9）○

解説 オキシコドン塩酸塩は、内服や注射で投与されます。麻薬に分類されるため、残薬は麻薬管理責任者に返却します。

（10）○

解説 オキシコドン塩酸塩は呼吸抑制を増強するため、重篤な呼吸抑制のある患者や慢性閉塞性肺疾患（COPD）の患者、気管支喘息発作の患者には禁忌です。

2

（1）4

解説 モルヒネに代用される麻薬性鎮痛薬の副作用として、腸蠕動抑制による便秘があります。そのほかにもモルヒネの副作用として、呼吸抑制や悪心・嘔吐、傾眠、排尿障害、縮瞳などがあります。

（2）2

解説 モルヒネの重篤な有害事象、すなわち中毒

症状として呼吸抑制や昏睡、強い縮瞳、痙攣、意識レベルの低下などがみられた場合には、酸素投与と人工呼吸を行い、拮抗薬を投与します。

（3）2

解説 モルヒネは麻薬の一つです。残薬は廃棄せず、かならず麻薬管理責任者に返却します。

（4）3

解説 合成麻薬のフェンタニルは、おもにがんの疼痛コントロールを目的として用いられます。貼付剤の場合には経皮的に吸収されて全身に作用するため、必ずしも疼痛部位に貼る必要はなく、通常は血流の多い場所（胸腹部や上腕部、大腿部など）に貼って使用します。また皮膚からゆっくりと吸収し、持続的に作用を発揮するため、頓用ではありません。24〜72時間の範囲内（薬剤量により異なります）で定期的に交換して使用します。また冷蔵保存の必要はありません。麻酔導入するときは、0.02〜1mL/kgずつ間欠的に静注するか、もしくはブドウ糖液などに希釈して点滴静注します。

第11回　炎症と非ステロイド性抗炎症薬

1

（1）○

解説 有害な刺激や特定の物質、病原微生物などの異物を排除しようとしてはたらく生体の機能が免疫であり、その一つとして、リンパ球などがはたらいた結果現れる反応が炎症です。

（2）×

解説 肥満細胞からヒスタミンが遊離すると血管透過性が亢進し、リンパ球などの白血球が血管から出て炎症部位に移動します。

（3）○

解説 トロンボキサンA_2は、血管や気管支を収縮させる作用、そして血小板凝集を促進する作用をもつケミカルメディエーターです。

（4）○

解説 ブラジキニンは、ヒスタミンなどと同様に肥満細胞やマクロファージ等から放出される、炎症に関わる物質です。血管拡張による血圧低下や、疼痛、腫脹などの炎症反応を引き起こします。

（5）×

解説 ロイコトリエンは、気管支を収縮させる作用をもち、気管支喘息などのアレルギー反応に関与します。

（6）○

解説 プロスタグランジンは、炎症反応に関与する強力な発痛因子です。プロスタグランジンの合成を阻害することで抗炎症作用、鎮痛作用を発揮するのが非ステロイド性抗炎症薬（NSAIDs）です。

（7）×

解説 炭酸飲料の摂取で吸収は弱まります。

（8）○

解説 非ステロイド性抗炎症薬の代表であるアスピリンは、抗炎症作用、鎮痛、解熱作用をもち、解熱鎮痛薬として用いられます。また血小板の凝集を抑える作用ももつため、心筋梗塞や脳梗塞の再発防止にも有効です。副作用として消化性潰瘍や出血傾向があります。アスピリンには、胃粘膜の保護に関与するプロスタグランジンの合成を阻害する作用もあるため、消化性潰瘍を引き起こします。

（9）〇

解説　インドメタシンは、解熱鎮痛作用をもち、腰痛や関節痛、痛風発作などに用いられます。

（10）✕

解説　インドメタシンの副作用として消化性潰瘍がみとめられます。そのため消化性潰瘍の場合には禁忌となります。

2

（1）4

解説　炎症の４徴候とは、**発赤、発熱、疼痛**、そして**腫脹**です。それに**機能障害**を加えて炎症の５徴候とされます。

（2）3

解説　がん性疼痛に対して使用する鎮痛薬の強さの指標がWHO（世界保健機関）3段階除痛ラダー

です。第1段階（軽度の痛み）には**非オピオイド鎮痛薬**（NSAIDsやアセトアミノフェン）、第2段階（軽度から中等度の痛み）には**弱オピオイド**（コデインやトラマドール）そして第3段階（中等度から高度の痛み）には**強オピオイド**（モルヒネやオキシコドン、フェンタニル）が推奨されます。

（3）3

解説　消化性潰瘍などの胃腸障害や、腎障害、肝障害、出血傾向などは、**非ステロイド性抗炎症薬に共通してみられる有害作用**です。

（4）1

解説　アスピリンなどの非ステロイド性抗炎症薬を喘息患者に用いると、強い喘息発作を引き起こすことがあります（**アスピリン喘息**）。アスピリン喘息の場合、アスピリンを含めた非ステロイド性抗炎症薬が禁忌となります。

第12回　ステロイド性抗炎症薬

1

（1）✕

解説　副腎皮質から分泌される**糖質コルチコイド**由来の医薬品が**副腎皮質ステロイド薬**、いわゆるステロイド薬です。

（2）✕

解説　ステロイド薬には、内服薬や吸入薬、貼付剤、注射薬などがあります。

（3）〇

解説　ステロイド薬は、抗炎症作用のほか、**免疫反応やアレルギー反応を抑える作用**があります。気管支喘息やアトピー性皮膚炎などのアレルギー性疾患の治療薬としても用いられます。そのほか、抗腫瘍作用や食欲増進、吐き止めとしても用います。

（4）✕

解説　消化性潰瘍は、ステロイド薬の代表的な副作用のひとつです。

（5）✕

解説　免疫の異常により、自身の免疫細胞が自己の正常な細胞を攻撃して起こる疾患を**自己免疫疾患**といいます。免疫を抑制するステロイド薬は、自己免疫疾患にも用いられます。

（6）✕

解説　ステロイド薬は、**サイトカイン**（炎症に関与する情報伝達物質）の産生を抑制します。そうすることで、プロスタグランジンやブラジキニンといった発痛因子の産生を抑えたり、ヒスタミンの増加を抑制して炎症を抑えます。

（7）〇

解説　ステロイド薬を使用していると、眼房水の流出が阻害されて眼圧が上昇し、**緑内障を悪化**させたり、引き起こすことがあります。

（8）〇

解説　不眠やうつ状態、興奮、多幸感といった**精神症状もステロイド薬の副作用**としてみとめられます。

（9）✕

解説　血液中のナトリウムを増やす作用があるため、**高血圧**の副作用があります。

（10）✕

解説　ステロイド薬は、心原性ショックや敗血症性ショックなど、副腎機能が低下している場合の症状改善にも用いられます。また強いアレルギーであるアナフィラキシーショック時にも有効とされます。

❷

（1）4

解説 副腎皮質ステロイドは、炎症や免疫を抑制する作用をもちます。副作用として、ナトリウムの排泄抑制による浮腫（ふしゅ）や高血圧を引き起こします。

（2）1

解説 ステロイド薬の投与による副作用として、高血糖と高血糖による糖尿病に注意が必要です。また、免疫抑制による易感染（い）、すなわち感染症にかかりやすくなることにも注意します。

（3）4

解説 副腎皮質ステロイド＝糖質コルチコイドは、糖新生を促します。そのため高血糖に注意する必要があります。また長期連用によって自身での副腎皮質ホルモン分泌が衰えるため、急に投与を中止すると、副腎の機能不全を引き起こしてしまいます。そして副腎皮質ステロイドの代表的な副作用に骨粗鬆症（こつそしょうしょう）があります。

（4）2

解説 プレドニゾロンは、副腎皮質ステロイドの代表的な薬です。長期投与することで、皮下に脂肪が沈着しやすくなります。そのため、体重増加や満月様顔貌、中心性肥満などの副作用が出現します。

第13回　抗ヒスタミン薬・抗アレルギー薬

❶

（1）×

解説 かゆみや痛みに関与する物質であるヒスタミンが結合する受容体には、H_1受容体とH_2受容体の2種類があります。H_1受容体と結合するなどの作用で、遊離したヒスタミンと受容体の結合を阻害して炎症やアレルギー反応を抑制するのがH_1受容体拮抗薬です。通常、H_1受容体拮抗薬を抗ヒスタミン薬とよびます。

（2）○

解説 抗ヒスタミン薬には、ジフェンヒドラミンなど早期に開発された第1世代と呼ばれるものと、エバスチンなど後期に開発された第2世代と呼ばれるものがあります。第1世代抗ヒスタミン薬がH_1受容体と結合してヒスタミンを遮断するのに対し、第2世代H_1抗ヒスタミン薬は、肥満細胞などからヒスタミンが遊離するのを阻害します。第2世代の医薬品は、第1世代に比べて眠気や口渇（こうかつ）などの副作用が軽減されています。

（3）○

解説 抗ヒスタミン薬は、抗ヒスタミン作用のほかに、鎮静作用や催眠作用、制吐作用、抗コリン作用などを発揮します。

（4）×

解説 抗ヒスタミン薬の副作用に難聴は認められません。

（5）○

解説 抗ヒスタミン薬は制吐作用ももち、酔い止め薬としても用いられています。

（6）×

解説 抗ヒスタミン薬はかゆみを抑える作用があるため、アトピー性皮膚炎などに用いられます。

（7）×

解説 通常、抗アレルギー薬とよばれるのは第2世代抗ヒスタミン薬です。

（8）○

解説 ロイコトリエンは、気道の炎症細胞で産生・遊離されるケミカルメディエーターで、強い気管支平滑筋収縮作用をもちます。ロイコトリエンを阻害する抗ロイコトリエン薬は、気管支喘息の発作予防に用いられます。

（9）×

解説 トロンボキサンA_2は、血管や気管支を収縮させる作用や、血小板の凝集を促進する作用をもつケミカルメディエーターです。気管支喘息の予防薬の一つとして、抗トロンボキサンA_2薬があります。

（10）○

解説 炎症反応のケミカルメディエーターであるトロンボキサンA_2を阻害することで抗アレルギー作用を発揮するのが、トロンボキサンA_2阻害薬（抗トロンボキサンA_2薬）です。

（3）3
解説　シメチジンはH₂受容体拮抗薬であり、消化性潰瘍の治療薬として用いられます。

（4）1
解説　クロルフェニラミンは、第1世代抗ヒスタミン薬に分類されます。第2世代抗ヒスタミン薬は、抗アレルギー薬とよばれます。

（1）1
解説　ヒスタミンによって血管が拡張するため、血圧の低下が起こります。

（2）4
解説　抗ヒスタミン薬の副作用（有害作用）として、抗コリン作用による便秘があります。

第14回　副交感神経作用薬

❶
（1）○
解説　末梢神経である副交感神経に作用する副交感神経作用薬のうち、副交感神経興奮作用があるのがコリン作動薬、抑制作用があるのが抗コリン作動薬です。コリン作動薬は副交感神経を優位にさせるため、心拍数、すなわち脈拍数を抑えます。

（2）○
解説　副交感神経の興奮によって瞳孔は収縮（縮瞳）します。

（3）×
解説　副交感神経の興奮により、膀胱平滑筋は収縮します。膀胱平滑筋の収縮によって排尿が促されるため、尿閉の改善などに効果があります。

（4）○
解説　コリン作動薬のうち、副交感神経の神経伝達物質であるアセチルコリンを分解する酵素＝コリンエステラーゼを阻害するのがコリンエステラーゼ阻害薬です。認知症や重症筋無力症、腸管麻痺などの治療に用いられます。

（5）×
解説　アセチルコリンの受容体であるムスカリン受容体と結合することで副交感神経を刺激するコリン作動薬の一つがムスカリン様作用薬です。コリン作動薬は副交感神経を刺激して腸管の蠕動運動を促すため、術後の腸管麻痺や、麻痺性のイレウス（腸閉塞）などの治療にも用いられます。しかし、炎症や腫瘍などにより、腸の走行が塞がれている状態である器質性の腸閉塞では、腸管の蠕動運動が促進されることで腸管破裂を引き起こすリスクがあるため、コリン作動薬は禁忌とされます。

（6）×
解説　副交感神経作用薬のうち、コリン作動薬に拮抗し、副交感神経を抑制するのが抗コリン作動薬（抗コリン薬）です。よって徐脈ではなく頻脈の副作用があります。

（7）○
解説　抗コリン作用によって気管支が拡張するため、呼吸困難が改善されます。

（8）○
解説　抗コリン作動薬であるアトロピンを投与することで、散瞳し、眼底検査がしやすくなります。

（9）○
解説　抗コリン作用により眼圧が上昇し、症状を悪化させることがあるため、閉塞隅角緑内障患者にはアトロピンなどの抗コリン作動薬は禁忌とされます。ただし、開放隅角緑内障の場合、禁忌とされず慎重投与とされています。

（10）×
解説　スコポラミンは、アセチルコリンの受容体であるムスカリン受容体と拮抗することで、アセチルコリンを阻害する作用を発揮する抗コリン作動薬です。気道分泌を抑えるため、麻酔前投薬などで用いられます。

❷
（1）2
解説　コリン作動薬であるコリンエステラーゼ阻害薬は、重症筋無力症や腸管麻痺、尿閉、認知症の治療などに用いられます。

（2）1
解説　副交感神経の興奮を促すことで、末梢血管

が拡張して血圧は低下します。

（3）3

解説 抗コリン作動薬の副作用として、腸管機能抑制による便秘や腸閉塞があります。そのほかにも口喝や眠気、眼のかすみ、頻脈、尿閉などがみられます。

（4）4

解説 抗コリン作用により尿閉を引き起こすため、前立腺肥大症の患者への投与は禁忌です。

第15回　交感神経作用薬

（1）×

解説 交感神経に作用する医薬品を交感神経作用薬といい、そのうち交感神経の興奮を促すのがアドレナリン作動薬、抑制するのが抗アドレナリン作動薬です。アドレナリン作動薬として、アドレナリンやノルアドレナリン、ドパミン、フェニレフリン、サルブタモールなどがあります。

（2）×

解説 より強い昇圧作用をもつのはノルアドレナリンです。

（3）×

解説 アドレナリンなどは、心臓の収縮力を高めるため、ショックや心停止の際に用いられ、即効性を発揮します。

（4）×

解説 アドレナリン作動薬がβ_2受容体と結合し、交感神経が刺激されることで、気管支が拡張して呼吸困難が改善します。そのため気管支喘息の治療にも用いられます。

（5）○

解説 アドレナリン作動薬に応答する受容体のうち、β受容体は心臓や血管、気管支、肝臓などに存在します。β受容体がアドレナリン作動薬（β作動薬）と結合すると、心筋の収縮力を高めます。

（6）×

解説 抗アドレナリン作動薬により、心拍数は減少します。

（7）○

解説 アドレナリンの受容体を遮断することで、交感神経の興奮を抑える作用をもつのが抗アドレナリン作動薬です。血圧を下げたり、心拍出量を抑える作用をもつため、プラゾシンやフェントラミンなどのα受容体拮抗薬が高血圧の治療に用いられます。

（8）×

解説 抗アドレナリン作動薬には、α受容体（アドレナリンとノルアドレナリンの受容体）を遮断するα遮断薬と、β受容体を遮断するβ遮断薬があります。α受容体を遮断することで、交感神経を抑制するのがα遮断薬です。

（9）○

解説 β受容体を遮断することで、心筋の収縮力は低下し、心拍数も減少します。そのため、心拍出量は減少します。

（10）○

解説 気管支のβ_2受容体が遮断されると気管支は収縮します。そのため、気管支喘息や肺気腫などの慢性閉塞性肺疾患を悪化させることになるため、β遮断薬の投与は禁忌です。

2

（1）2

解説 アミノ酸であるチロシンから合成される神経伝達物質をカテコールアミンといい、アドレナリン、ノルアドレナリン、ドパミンの3つがあります。フェニレフリンは、非カテコールアミンに属するアドレナリン作動薬です。

（2）3

解説 アドレナリン作動薬は交感神経の興奮と同様の作用を示します。そのため気管支は拡張し、血管は収縮し、腸蠕動運動は抑制されます。

（3）4

解説 サルブタモールは、アドレナリン作動薬です。気管支拡張作用により、気管支喘息の発作などに用いられます。

（4）1

解説 タムスロシンなどのα遮断薬により、前立腺や尿道のα_1受容体が遮断されることで、前立腺の縮小や尿道の拡張などの作用を発揮し、尿閉が改

善します。

第16回　抗癌薬①

（1）○

解説 抗癌薬は細胞障害性が強く、その作用はがん細胞のみならず、正常な細胞にも影響します。

（2）○

解説 強い作用をもつ抗癌薬は、代謝を担う肝臓や排泄を担う腎臓にも大きく影響を与え、重症の場合には、肝不全や腎不全を引き起こします。

（3）×

解説 抗癌薬は、頻繁に分裂をする血球細胞や毛根細胞、消化管粘膜などに対し、特に強く影響します。

（4）○

解説 抗生物質の中には、がん細胞の細胞膜を破壊したり、がん細胞のDNAやRNAの合成を阻害して抗悪性腫瘍作用を発揮するものがあります。ドキソルビシンやブレオマイシン、マイトマイシンCなどが抗癌性抗生物質として用いられます。

（5）×

解説 抗癌薬は白血病などの血液の腫瘍に特に有効です。

（6）×

解説 抗癌薬による治療では、複数の抗癌薬を組み合わせ、有効性の確保と有害性の軽減を両立させる多剤併用療法が行われます。

（7）×

解説 骨髄抑制を示すのは、白血球の減少です。骨髄抑制とは、がん細胞やがん治療の副作用により、血球細胞を産生する骨髄の機能が低下している状態をいいます。血液細胞のうち、白血球が減少すれば免疫力低下、赤血球が減少すれば貧血、そして血小板が減少すれば出血傾向といった症状が現れます。

（8）○

解説 骨髄の機能が抑制されることで、赤血球の産生が阻害されて酸素の運搬能力が低下し、貧血を引き起こします。

（9）○

解説 抗癌薬を静注した直後には、頻脈や血圧低下などのショック症状がみられることがあるため、注意が必要です。

（10）×

解説 口内炎も抗癌薬の副作用として見られますが、投与開始直後ではなく、しばらく経過してから出現するようになります。

（1）1

解説 骨髄抑制により血小板が減少し、血が止まりにくくなります（出血傾向）。

（2）2

解説 抗癌薬の副作用は、嘔吐や下痢などの消化器症状としても多く出現します。

（3）3

解説 抗癌薬の作用により骨髄抑制が起こると、白血球が減少して免疫力が低下します。とくに好中球は免疫の主役を担うため、その数値には注意が必要です。

（4）4

解説 刺入部痛は血管外漏出が考えられるため、緊急度が高く、すぐに静注を中止します。

第17回　抗癌薬②

（1）○

解説 抗癌薬には、アルキル化薬、代謝拮抗薬、植物アルカロイド、抗癌性抗生物質、プラチナ製剤、分子標的薬、ホルモン剤、生物学的応答調節剤などの種類があります。そのうちアルキル化薬は、アルキル基とよばれる物質をがん細胞のDNAに付着させ、DNAの複製を阻害してがん細胞の増殖を防ぐ作用をもちます。

（2）×

解説　正常な細胞を傷害せず、がん細胞だけを標的にして作用するようにつくられた抗癌薬が分子標的薬です。他の抗癌薬に比べて、副作用の軽減が期待されます。

（3）×

解説　ビンクリスチンは植物アルカロイドに分類される抗癌薬です。植物アルカロイドとは、毒性の強い植物成分を利用してつくられた医薬品をいいます。ほかに抗がん作用を示す植物アルカロイドとして、エトポシドやパクリタキセルなどがあります。プラチナ製剤の代表例は、シスプラチンです。

（4）×

解説　シスプラチンは、プラチナ製剤（化学構造にプラチナをもち、がん細胞のDNAを阻害したり、自ら死滅するように作用する抗癌薬）に分類されます。強い作用をもつ抗癌薬は、腎臓への負担も大きいですが、その中でもシスプラチンやメトトレキサート（代謝拮抗薬）、シクロホスファミド（アルキル化薬）などは腎毒性が強いです。腎毒性を弱めるために、水分を多く摂取したり、大量の輸液をして尿による排泄を促します。

（5）×

解説　プレドニゾロンは、気管支喘息の治療にも用いられる副腎皮質ステロイドです。免疫抑制作用ももつため、リンパ球の増殖（分裂）を抑える目的で悪性リンパ腫にも用いられます。

（6）○

解説　アルキル化薬に分類されるニムスチンは、分子量が小さく、血液脳関門を通過することができるため、脳腫瘍の治療によく用いられます。

（7）○

解説　フルオロウラシルは、胃がんや大腸がんなどの消化器系のがんや、乳がん、子宮がんといった婦人科系のがんの治療に用いられる代謝拮抗薬（がん細胞の代謝を阻害して増殖を抑制する抗癌薬）です。一般的な抗癌薬の副作用に加え、出血性腸炎や激しい下痢、重篤な腎・肝障害などの副作用があります。

（8）○

解説　シクロホスファミドはアルキル化薬に分類される抗癌薬で、多発性骨髄腫や悪性リンパ腫、白血病、乳がん、肺がん、子宮・卵巣がん、胃・膵臓・肝臓がんなど、多くのがんに対して用いられます。骨髄抑制や悪心・嘔吐、脱毛といった副作用に加え、出血性膀胱炎などが生じます。

（9）○

解説　代謝拮抗薬に分類される抗癌薬のメトトレキサートは、免疫抑制作用が強いため、リウマチの治療薬としてよく用いられます。抗リウマチ薬として長期にわたり服用すると、間質性肺炎の発症リスクが高まります。

（10）○

解説　アルキル化薬のブスルファンは、慢性骨髄性白血病などに使用されます。副作用として、骨髄抑制や肺線維症が知られます。

２

（1）1

解説　ブレオマイシンは、皮膚がんや肺がん、食道がん、子宮頸がん、悪性リンパ腫などに用いられます。重大な副作用として、間質性肺炎や肺線維症があります。

（2）4

解説　プレドニゾロンはステロイド薬で、ホルモン剤に分類される抗癌薬でもあります。

（3）4

解説　嘔気・嘔吐が強く出現する抗癌薬としては、シスプラチン、ドキソルビシン、シクロホスファミド、イホスファミドなどが挙げられます。

（4）2

解説　植物アルカロイドに分類されるビンクリスチンの重大な副作用として、手や足がピリピリするなどの異常感覚、便秘やイレウスなどの末梢神経障害が起こることがあります。

My Note

17

第18回　輸液製剤

（1）○

解説 生理食塩液に**カリウムとカルシウムを添加**し、より細胞外液（血漿）の電解質組成に近づけたものを**リンゲル液**といいます。

（2）×

解説 リンゲル液は、細胞外液と**浸透圧が等しい**等張性電解質輸液製剤です。

（3）×

解説 乳酸リンゲル液（ハルトマン液）は、リンゲル液に乳酸を添加したものです。乳酸は体内で炭酸水素イオンに変化し、体液を**アルカリ性に傾けま**す。そのため、**代謝性アシドーシスの治療**としても用いられます。

（4）○

解説 低張性電解質輸液製剤は、開始液（1号液）、脱水補給液（2号液）、維持液（3号液）、術後回復液（4号液）に分けられます。そのうち、**緊急の輸液開始時に用いられるのが開始液**で、心不全や腎不全の悪化リスクを考慮し、塩化ナトリウム濃度も生理食塩水の半分で、**カリウムも含まれていません。**

（5）○

解説 脱水補給液には、カリウムやマグネシウム、リンなどの電解質が添加されています。乳酸血症や高カリウム血症、高リン血症、乏尿などの場合には、**投与は禁忌**とされます。

（6）○

解説 維持液には、血漿・生理食塩水の1/3〜1/4程度のナトリウムが含まれます。一方で、**カリウムは高濃度**に含んでいます。

（7）×

解説 術後回復液は、**水分補給のために用いられ**ます。ナトリウム濃度は低く、カリウムは含まれていません。腎機能が低下した術後や、腎機能が弱い乳児や高齢者に適します。

（8）○

解説 5％ブドウ糖液は体液と等張であり、輸液後に細胞内に分布します。

（9）○

解説 0.9％塩化ナトリウム水溶液は、**生理食塩液（水）**とよばれます。

（10）○

解説 腎不全で乏尿の場合、カリウムが体内に貯留します。塩化カリウムの投与はそれをさらに悪化させるため、**投与は禁忌**です。

2

（1）1

解説 レニンは、アンギオテンシンⅠの産生に作用し、アンギオテンシンⅠはアンギオテンシン変換酵素によりアンギオテンシンⅡに変化します。アンギオテンシンⅡによりアルドステロンの分泌が促進され、尿細管でのナトリウムの再吸収が亢進し、**循環血漿量が増加**します。抗利尿ホルモンは尿浸透圧を上昇させ、過剰な飲水はナトリウム濃度を下げます。そしてアルドステロンはナトリウムの再吸収を高める一方で、**カリウムの排泄を促進**します。

（2）2

解説 血清カリウム値の上昇により、致死的不整脈、さらには心停止を起こす危険があるため原液ではなく、**かならず希釈して投与**します。

（3）4

解説 高カリウム血症では、テント状T波とよばれるT波の急激な増高がみられます。高カリウム血症の原因の一つは、**アルドステロンの分泌不足**です。インスリンは、グルコース（ブドウ糖）とともに、**カリウムの細胞内への取り込み**も促進します。この性質を利用し、インスリンと、低血糖予防のためのグルコースを同時に投与し、高カリウム血症を治療する方法を**GI（グルコース・インスリン）療法**といいます。

（4）2

解説 高カロリー輸液には、グルコースやタンパク質、脂肪、ビタミンなどが多く含まれています。投与時には、**高血糖**に注意します。また末梢静脈からの投与は静脈傷害の原因となるため、**中心静脈からの投与**とします。

第19回　輸血と血液製剤

（1）〇

解説　アンチトロンビンは、その名の通り抗凝固因子です。

（2）✕

解説　冷凍保存される血漿製剤は、使用前に恒温槽などを用いて30～37℃で解凍して使用します。

（3）〇

解説　血液製剤に含まれるリンパ球が、輸血対象者の体内で免疫反応を起こして生じる病態を輸血後移植片対宿主病（GVHD）といいます。予防のために赤外線を照射し、リンパ球を不活化します。

（4）〇

解説　凝集塊の発生を予防するため、専用の輸血セットを使用します。

（5）✕

解説　重篤な副作用は輸血の直後に現れます。そのため開始後5分間は患者に付き添い、その後は15分後に再度観察します。

（6）✕

解説　呼吸困難などのアレルギー反応が出現したら、ただちに輸血を中止します。

（7）〇

解説　輸血の有害反応として、発熱やアナフィラキシーショック、蕁麻疹等のアレルギー反応などがあります。また血液型不適合の症状として、悪寒、腹痛、胸痛、穿刺部位の熱感、疼痛、浮腫なども起こります。

（8）✕

解説　輸血後移植片対宿主病は、多くの場合、輸血してから1～2週間ほどで発症し、発熱、皮膚の紅斑、下痢、肝障害、骨髄低形成による汎血球減少などの症状を示します。

（9）〇

解説　末梢血管収縮反応は、輸血開始直後から数時間以内に生じる、即時型の副作用です。

（10）〇

解説　何らかの原因で輸血した血液製剤に含まれる赤血球に溶血（細胞膜が破れ、赤血球が死ぬこと）が起こり、現れる副作用を溶血性輸血反応（溶血性副作用）といいます。即時型の反応としては血管痛や悪寒、発熱、ショック、遅発型の反応としては黄疸や貧血などが起こります。

2

（1）2

解説　血漿製剤は、－20℃以下で冷凍保存されます。

（2）1

解説　血小板製剤は、酸素不足による血小板の機能障害を予防するため、20～24℃を保ち、振とう保存されます。

（3）2

解説　全血製剤や赤血球製剤は、2～6℃で保存されます。

（4）3

解説　全血製剤や赤血球濃厚液の有効期間は採血後21日間です。血小板製剤は採血後4日間、血漿製剤は採血後1年間です。

第20回　抗不整脈薬

（1）〇

解説　不整脈のうち、脈拍数／分が100回以上になる場合を頻脈性不整脈、60回未満になる場合を徐脈性不整脈といいます。

（2）〇

解説　ジギタリスの副作用として、不整脈や悪心・嘔吐、下痢、幻覚といった中毒症状（ジギタリス中毒）が現れることがあります。

（3）○

解説 抗不整脈薬を虚血性心疾患や心不全の患者に長期間に渡って投与すると、催不整脈作用などの副作用のため、かえって不整脈が増悪し、予後不良となることがわかっています。

（4）×

解説 ループ利尿薬は降圧薬としては用いられますが、抗不整脈作用はありません。

（5）○

解説 抗不整脈は、その作用機序によりⅠ～Ⅳ群の4つに分類（ボーン・ウィリアムズの分類）されます。Ⅰ群はナトリウムチャネル遮断薬で、細胞内へのナトリウムイオン流入を抑制することで細胞の興奮を抑えます。キニジン硫酸塩水和物やプロカインアミド塩酸塩、ジソピラミド、そしてリドカイン塩酸塩などがあります。

（6）×

解説 抗甲状腺薬の副作用として不整脈はみとめられません。甲状腺機能亢進症の症状として不整脈がみられます。代表的な薬であるチアマゾールには、無顆粒球症の副作用があります。

（7）×

解説 ボーン・ウィリアムズの分類でⅡ群とされるのがβ遮断薬で、心筋にあるβ受容体を遮断して心機能を抑制する作用をもち、狭心症の発作予防のほか、抗不整脈薬にも用いられます。ただし、心臓の収縮力を低下させるため、急性心不全の場合には使用しません。

（8）○

解説 β遮断薬には気管支収縮作用もあるため、

気管支喘息患者には用いません。

（9）○

解説 カリウムチャネル遮断薬には、間質性肺炎や肺線維症、甲状腺機能障害といった重篤な副作用もあります。

（10）×

解説 甲状腺機能障害はカリウムチャネル遮断薬の副作用です。カルシウム拮抗薬の有害作用としては、吐き気や食欲不振などの消化器症状、徐脈や血圧低下などの循環器症状、心不全、肝機能障害などがあります。

❷

（1）3

解説 局所麻酔薬としても用いられるリドカイン塩酸塩は、静脈内注射により投与されます。

（2）1

解説 カリウムチャネル遮断薬（Ⅲ群）は、脈拍に関与する電気信号の一つであるカリウムイオンを遮断することで脈拍を正常にする抗不整脈薬です。

（3）4

解説 β受容体を遮断するβ遮断薬は、不整脈の治療のほか、抗高血圧症薬、慢性心不全治療薬などとして用いられます。アミオダロンはカリウムチャネル遮断薬（Ⅲ群）、ベラパミルはカルシウム拮抗薬（Ⅳ群）、ジソピラミドはナトリウムチャネル遮断薬（Ⅰ群）です。

（4）1

解説 キニジンによる中毒症状をキニーネ中毒といい、耳鳴や難聴、めまい、頭痛などがあります。

第21回　利尿薬

（1）○

解説 過剰な水分やナトリウムを尿によって体外へ排出することで、浮腫の改善効果があります。

（2）○

解説 大量に体液が失われるため、循環血漿量が減少し、血圧低下を引き起こすことがあります。

（3）○

解説 体液量が成人に比べて少ない高齢者は、脱水になりやすいため注意が必要です。

（4）×

解説 高血圧の治療には用いられますが、抗不整脈薬としては用いられません。

（5）○

解説 尿細管のヘンレループに作用し、ナトリウムと塩素の再吸収を阻害し、利尿作用を示すのがル

ープ利尿薬です。尿とともに多くのカリウムも失われるため、低カリウム血症には注意が必要です。

（6）○
解説 チアジド系利尿薬もループ利尿薬同様に低カリウム血症の副作用に注意が必要です。

（7）×
解説 チアジド系利尿薬は、遠位尿細管に作用してナトリウムの再吸収を抑えて排泄を促進します。

（8）○
解説 集合管に作用してナトリウムの再吸収とカリウムの排泄を促進する鉱質コルチコイドがアルドステロンです。そのアルドステロンに拮抗する作用を示すのがカリウム保持性利尿薬で、その名の通りカリウムの喪失を抑えます。そのためカリウム値に注意が必要です。

（9）○
解説 フロセミドは代表的なループ利尿薬です。重大な副作用として、ショックやアナフィラキシー、再生不良性貧血、汎血球減少症などのほか、難聴があります。

（10）○
解説 スピロノラクトンはカリウム保持性利尿薬の一つで、高カリウム血症の副作用があります。スピロノラクトンはアルドステロン受容体だけでなく、よく似た構造のアンドロゲンやプロゲステロン受容体にも結合してしまいます。そのため長期連用

すると男性では女性化乳房、女性では月経不順や多毛などの副作用を起こすことがあります。

（1）3
解説 アルドステロン症とは、アルドステロンが過剰に分泌され、体液貯留による血圧の上昇や脱力感、まれに周期的な麻痺が起こる病態をいいます。そのため、アルドステロンに拮抗する作用をもつカリウム保持性利尿薬が最も有効といえます。

（2）1
解説 ループ利尿薬は、作用の発現は速い一方で、作用が持続する時間は短いのが特徴です。就寝前に服用すると利尿作用により睡眠を妨げてしまいます。また副作用として低血圧や低カリウム血症、高尿酸血症などがあります。

（3）4
解説 ナトリウムの再吸収を阻害して排泄を促すことで、同時に水も排出されるのが利尿薬の作用です。

（4）4
解説 利尿により心臓の負担を軽くする作用をもつ利尿薬は、強心薬であるジギタリス製剤と併用されることも多い医薬品です。しかし利尿薬により低カリウム血症になると、ジギタリス中毒が起こりやすくなるため、カリウム値には注意します。

第22回　抗高血圧症薬

1

（1）×
解説 抗高血圧症薬は、さまざまな作用によって血圧を下げますが、高血圧の原因を改善するわけではありません。一時的に血圧が下がったからといって自己判断で中断したり、不規則な服用をしていると、再び高血圧となったり、脳卒中などのリスクを高めることになります。

（2）○
解説 フロセミドのようなループ利尿薬も血圧低下作用があるため、抗高血圧症薬として用いられます。

（3）○
解説 心拍出量を抑えて血圧を下げる作用をもつβ遮断薬は、同時に気管支を収縮させる作用ももつため、気管支喘息の患者には禁忌です。

（4）○
解説 動脈壁をつくる細胞へのカルシウム流入を阻害することで血管を拡張させ、血圧を下げる作用をもつのがカルシウム拮抗薬です。血管拡張により血流が抑制されるため、浮腫が起こりやすくなります。

（5）×
解説 カルシウム拮抗薬はカルシウムが細胞へ流入するのを阻害しますが、骨粗鬆症の発症には関与しません。

（6）×

解説　カルシウム拮抗薬を服用する際に避けた方がよいのはグレープフルーツです。

（7）○

解説　血管に存在するアドレナリンのα₁受容体を遮断することで、血管が拡張し血圧が低下します。一方、その副作用としてめまいやふらつき、転倒に注意が必要です。

（8）○

解説　ACE（アンギオテンシン変換酵素）のはたらきを阻害し、強力な昇圧物質であるアンギオテンシンⅡの産生を抑制するのがACE阻害薬（アンギオテンシン変換酵素阻害薬）です。

（9）○

解説　ACE阻害薬の副作用として胎児異常など胎児への影響がみとめられており、妊婦への投与は禁忌とされています。

（10）×

解説　ブラジキニンは血管拡張作用をもつタンパク質です。アンギオテンシン変換酵素は、血管収縮とブラジキニン分解作用をもっており、そのアンギオテンシン変換酵素を阻害することで血管を拡張

し、血圧を下げるのがACE阻害薬です。

❷

（1）3

解説　選択肢の中で低カリウム血症に最も注意が必要なのは、チアジド系利尿薬であるヒドロクロロチアジドです。ニフェジピンとアムロジピンはカルシウム拮抗作用、プロプラノロールはβ遮断作用をもつ抗高血圧症薬です。

（2）2

解説　心拍出量を低下させたり、レニンの分泌を抑えるのはβ遮断薬、ナトリウムの排泄を促すのは利尿薬です。

（3）1

解説　血管拡張作用により血管抵抗性を下げ、血圧を抑えるのがカルシウム拮抗薬です。

（4）4

解説　ACE阻害薬の副作用として空咳（からせき）がみとめられます。これはACE阻害薬が、ブラジキニンなどの咳を誘発する物質の分解も阻害してしまうためです。

第23回　抗菌薬

❶

（1）×

解説　MIC（最小発育阻止濃度）とは、細菌の増殖を抑えることのできる抗菌薬の最小濃度のことをいいます。MICの値が低いほど、強い抗菌力をもつ医薬品といえます。

（2）○

解説　βラクタム環という特殊な環状の化学構造をもつ抗菌薬をβラクタム系抗菌薬といい、さらにペニシリン系抗菌薬、セフェム系抗菌薬、カルバペネム系抗菌薬などの種類に分けられます。βラクタム系抗菌薬は、細菌の細胞壁合成を阻害することにより抗菌作用を発揮します。

（3）×

解説　ニューキノロン系抗菌薬は、尿路感染症や腸管感染症、呼吸器感染症など幅広い感染症に対して用いられます。副作用として、下痢や悪心、食欲

不振などの消化器症状があります。

（4）○

解説　アミノグリコシド系抗菌薬には、結核の治療に用いられるストレプトマイシンや緑膿菌感染症（りょくのうきん）の治療に用いられるゲンタマイシンなどがあります。有害作用としては、難聴や耳鳴、めまいなどの内耳神経障害があります。

（5）×

解説　リケッチア属やクラミジア属、マイコプラズマ属など、幅広い細菌に対して有効な抗菌薬がテトラサイクリン系抗菌薬です。胎盤を通過し、母乳にも影響するため、妊婦や母乳育児中の母親へは使用しません。また肝障害や腎障害の副作用もあります。そのほかニューキノロン系も使用することはできません。妊婦に使用できる抗菌薬には、ペニシリン系、セフェム系、マクロライド系、クリンダマイシンがあります。

腎毒性や聴覚器への毒性などがあります。

（6）○

解説 ミノサイクリン塩酸塩はテトラサイクリン系の抗菌薬で、マイコプラズマ肺炎やクラミジア感染症の治療のほかメチシリン耐性黄色ブドウ球菌（MRSA）感染症にも有効です。

（7）×

解説 アミノグリコシド系に分類されるゲンタマイシンは、緑膿菌やセラチア菌、レンサ球菌、大腸菌などに有効ですが、結核菌には無効です。外用薬として表在性皮膚感染症などの治療に用いられます。

（8）○

解説 マクロライド系抗菌薬のクラリスロマイシンは、ヘリコバクターピロリの除菌作用があり、消化性潰瘍の治療に用いられます。

（9）○

解説 抗結核薬のひとつであるリファンピシンは肝障害を起こしやすいため、胆道閉塞の症状や肝障害のある場合は禁忌とされます。また投与により耐性菌も生まれやすいため、同じ抗結核薬のイソニアジドなどと併用されるのが一般的です。

（10）○

解説 バンコマイシン塩酸塩の有害作用として、

②

（1）1

解説 エリスロマイシンはマクロライド系抗菌薬に分類されます。マイコプラズマ属やクラミジア属、レジオネラ属などの細菌に対して抗菌活性を発揮します。1以外の選択肢はすべて抗ウイルス薬です。

（2）4

解説 バンコマイシン塩酸塩は、メチシリン耐性黄色ブドウ球菌（MRSA）感染症治療薬の代表です。ただバンコマイシンに耐性を示す細菌による、バンコマイシン耐性黄色ブドウ球菌感染症に注意が必要です。

（3）2

解説 イソニアジドは、結核菌に対してのみ、強い抗菌作用を発揮します。経口投与で用いられますが、副作用として肝障害が多いのも特徴です。

（4）4

解説 βラクタム系抗菌薬に含まれるセフェム系抗菌薬の有害作用として、ショックなどのアレルギー反応、悪心や嘔吐、下痢などの消化器症状、腎毒性、血液凝固機能の異常などがあります。

第24回 抗ウイルス薬

①

（1）×

解説 抗菌薬は、細胞である細菌の増殖を阻害する作用を示すため、細胞としての構造をもたないウイルスには無効です。

（2）×

解説 エリスロマイシンはマクロライド系抗菌薬です。

（3）○

解説 ウイルスは宿主（しゅくしゅ）の細胞に侵入し、その細胞の増殖機能を利用します。そのためウイルス独自の増殖機能の判別が難しく、抗ウイルス薬の開発も困難です。現在、抗ウイルス薬には、抗ヒト免疫不全ウイルス（HIV）薬のほか、抗ヘルペスウイルス薬、抗インフルエンザウイルス薬、抗サイトメガロウイルス薬、抗ヒトパピローマウイルス薬、抗B型・C

型肝炎ウイルス薬、そして新型コロナウイルス薬などがあります。HIV感染症には、プロテアーゼという酵素を阻害してウイルスの増殖を防ぐプロテアーゼ阻害薬や、逆転写酵素阻害薬、インテグラーゼ阻害薬などが用いられます。

（4）×

解説 逆転写酵素という酵素の活性を阻害し、ヒト免疫不全ウイルス（HIV）の宿主細胞への感染を抑える作用を発揮するのが逆転写酵素阻害薬です。

（5）○

解説 商品名リレンザとして知られるザナミビル水和物は、A型・B型インフルエンザ感染症に有効な治療薬です。

（6）×

解説 アマンタジン塩酸塩は、A型インフルエンザに用いられますが、それ以外の型には無効です。

（7）○

解説　アマンタジン塩酸塩は、Ａ型インフルエンザウイルスの増殖過程を阻害する作用をもつと同時に、ドパミンの分泌を促進する作用ももちます。そのためドパミンが不足するパーキンソン病の治療薬としても用いられます。

（8）×

解説　インターフェロンは、リンパ球などから産生されるサイトカインで、抗ウイルス作用のほか、細胞増殖抑制作用や抗腫瘍作用、免疫調節作用などをもちます。α型やβ型、γ型などの種類がありますが、α型やβ型は、とくにＣ型肝炎の治療に有効です。

（9）○

解説　インターフェロンの副作用として、発熱や悪寒、全身の倦怠感、頭痛、関節痛といった風邪のような症状（インフルエンザ様症状）がみられることがあります。

（10）○

解説　商品名タミフルとして知られるオセルタミビルリン酸塩は、Ａ型・Ｂ型インフルエンザの治療に用いられます。未成年への投与において、まれに幻覚や異常行動などの副作用が現れることがあります。

2

（1）3

解説　ジドブジンは、HIV感染症に用いられる逆転写酵素阻害薬の一つです。ビダラビンとバラシクロビルは、ヘルペスウイルスに有効で、口唇ヘルペスや水痘、帯状疱疹などに用いられます。アムホテリシンＢは、抗菌薬です。

（2）1

解説　インフルエンザウイルスに有効なのはアマンタジン塩酸塩やザナミビル水和物、オセルタミビルリン酸塩など、ヘルペスウイルスに有効なのはアシクロビルやビダラビン、Ｂ型肝炎ウイルスに有効なのは抗HBsヒト免疫グロブリンなどです。

（3）2

解説　帯状疱疹は、ヘルペスウイルスに属する水痘・帯状疱疹ウイルスによる感染症です。小児期に感染し、水痘（みずぼうそう）を発症した後も体内に潜伏し、加齢などによって免疫力が低下したときに再び感染症を引き起こします。

（4）3

解説　ジドブジンの有害作用として、骨髄抑制や肝障害、うっ血性心不全、けいれん、膵炎などがあります。

第25回　気管支喘息治療薬

1

（1）×

解説　気管支喘息は、アレルギー物質が原因となるアトピー型と、そうでない非アトピー型に分けられます。アトピー型気管支喘息が多いのは小児期です。

（2）○

解説　非ステロイド性抗炎症薬のアスピリンおよび、アスピリンと同様の作用のある解熱鎮痛剤などの投与により、喘息が悪化することがあります。これをアスピリン喘息といい、非アトピー型喘息とされます。

（3）×

解説　気管支喘息治療薬のうち、発作の予防・改善を目的とした長期管理薬をコントローラー、発作時に症状を抑えるために用いる発作治療薬をリリーバーといいます。

（4）×

解説　気管支喘息の治療には、抗コリン作動薬が有効です。抗コリン作動薬により、気管支を拡張したり、気管支からの腺分泌を抑えます。

（5）○

解説　テオフィリンに代表されるキサンチン誘導体の副作用として、不整脈や頻脈、頭痛などがあります。

（6）○

解説　テオフィリンはキサンチン誘導体に分類される医薬品で、気管支拡張作用があります。有効安全域がせまく、重篤な副作用が出現しやすいため、投与中のTDM（治療薬物モニタリング）が必要です。

(7) ○

解説 テオフィリンは、気管支平滑筋を弛緩させて拡張する作用をもちます。

(8) ○

解説 β_2作動薬は、気管支平滑筋にあるアドレナリンβ_2受容体に作用し、気管支を拡張させる作用があります。

(9) ×

β_2作動薬の副作用として、不整脈のほかに動悸、頭痛、手のふるえ、睡眠障害、胸の不快感、嘔吐、食欲不振などがあります。

(10) ○

解説 緑茶やコーヒーなどに多く含まれるカフェインもキサンチン誘導体の一種です。大量に摂取すると、テオフィリンの作用が増強し、有害事象が出現しやすくなります。

2

(1) 1

解説 フロセミドはループ利尿薬です。

(2) 1

解説 β_2作動薬（刺激薬）は交感神経に作用するアドレナリン受容体作動薬で、気管支平滑を弛緩させて拡張します。

(3) 4

解説 副腎皮質ステロイド薬のプレドニゾロンは、炎症を抑える作用をもち、長期管理に適します。サルブタモールやプロカテロールは発作時の治療に用いられます。

(4) 4

解説 吸入ステロイド薬が口腔（こうくう）や咽頭（いんとう）に残存していると、嗄声（させい）や口腔カンジダの原因となります。そのため、吸入後に含嗽（がんそう）して予防します。

第26回　鎮咳薬・去痰薬・呼吸促進薬

1

(1) ×

解説 咳嗽（がいそう）（せき）を抑えるために用いるのが鎮咳薬（ちんがいやく）です。咳嗽は、喀痰（かくたん）も合わせて排出される湿性咳嗽（しっせい）と、喀痰を伴わない乾性咳嗽（かんせい）（いわゆる空咳）に分けられます。防御反応である咳嗽を抑えることは、喀痰や異物の排出も阻害することになるため、鎮咳薬は通常、乾性咳嗽に用いられます。

(2) ○

解説 リン酸コデインは麻薬性鎮痛薬に分類されますが、依存性も低く、副作用も強くないことから、おもに鎮咳薬として用いられます。また下痢止めの作用もあります。

(3) ○

解説 12歳未満の小児では、呼吸抑制の副作用が強く出現するリスクが高まるため、使用は禁忌とされています。

(4) ×

解説 呼吸抑制の副作用があるため、気管支喘息や肺気腫などが認められる場合、禁忌とされます。

(5) ×

解説 デキストロメトルファンは非麻薬性の鎮咳薬で、依存性はありません。副作用として眠気があります。

(6) ×

解説 去痰薬（きょたんやく）は、気道分泌物の粘性を下げたり、気道粘液の分泌を促進することで、喀痰を排出しやすくする医薬品です。

(7) ○

解説 肺サーファクタントは、肺胞の表面を覆う肺表面活性物質です。肺胞を膨らみやすくする作用と同時に、気道粘膜の潤滑剤の役割も果たし、喀痰の排出を促します。

(8) ○

解説 延髄に作用し、呼吸中枢を興奮させるため、呼吸興奮薬ともよばれます。

(9) ○

解説 新生児仮死やショック、肺疾患による換気不全、麻酔薬による呼吸抑制など、呼吸が著しく抑制されている際に用いるのが呼吸促進薬です。

(10) ×

解説 ショック時に呼吸を促すためにも用いられます。

2

(1) 3

解説 咳中枢や呼吸中枢は延髄にあります。

(2) 3

解説 鎮痛作用や依存性は比較的低いですが、鎮

咳作用が強いため、呼吸抑制の副作用には注意が必要です。

(3) 1

解説 鎮咳薬は呼吸を抑制する作用をもつため、気管支喘息や肺気腫など、慢性閉塞性肺疾患（COPD）の患者には禁忌とされます。

(4) 4

解説 ブロムヘキシンは、気道粘液の分泌を促したり、喀痰の粘性を下げる去痰薬です。

第27回　消化性潰瘍と治療薬

1

(1) ○

解説 消化性潰瘍の原因として、ヘリコバクターピロリのほか、ステロイド性および非ステロイド性抗炎症薬の投与、喫煙や飲酒といった生活習慣、ストレスなどがあります。これらの原因により、消化管に対する攻撃因子が増強したり、消化管の防御因子が弱まることで起こります。

(2) ×

解説 胃酸やペプシンは強い消化作用をもちますが、防御因子が弱まった状態では、胃や消化管を障害する攻撃因子となります。

(3) ×

解説 ガストリンは胃の幽門腺で分泌されるホルモンで、胃酸の分泌を促進する作用があります。

(4) ○

解説 アルギン酸ナトリウムは、胃酸から胃壁を守る粘液の分泌を促す作用があります。

(5) ×

解説 非ステロイド性抗炎症薬（NSAIDs）には、プロスタグランジンの産生を抑制して炎症反応を抑える作用があります。その一方で、胃酸分泌を増やしたり胃粘膜の血流を悪化させる作用があるため、消化性潰瘍を引き起こす原因ともなります。

(6) ×

解説 プロスタグランジンは、胃粘膜の血流保持と粘膜の保護作用および、腎臓で腎血流量を増やす作用などをもつ物質です。同時に炎症反応にも関与する発痛因子であります。

(7) ○

解説 インドメタシンは、非ステロイド性抗炎症薬です。抗炎症作用を期待して投与された非ステロイド性抗炎症薬がプロスタグランジンの合成を阻害すると、その副作用として消化性潰瘍が現れたり、悪化させることになります。

(8) ○

解説 炭酸水素ナトリウムや炭酸カルシウム、炭酸マグネシウムなどは、胃酸を中和する制酸薬です。

(9) ×

解説 消化性潰瘍の治療に用いられるのは、胃酸分泌を抑える抗コリン薬です。

(10) ○

解説 非ステロイド性抗炎症薬に加え、ステロイド薬にも消化性潰瘍の副作用がみとめられます。

2

(1) 2

解説 ヘリコバクターピロリ（ピロリ菌）は、胃潰瘍の原因として最も多く、また胃がんの発生にも関与します。そのため抗菌薬による除菌が行われます。

(2) 3

解説 アスピリンは代表的な非ステロイド性抗炎症薬です。

(3) 1

解説 消化性潰瘍の治療に有効なのは、H_2受容体遮断薬です。プロトンポンプ阻害薬は、胃酸の分泌に関与する物質であるプロトンポンプを阻害し、

胃酸の分泌を抑えます。

（4）2

🔵**解説** スクラルファートは潰瘍の表面に保護膜を

形成して胃酸から防御したり、ペプシンを不活化させる作用をもちます。

第28回　制吐薬・消化薬・下剤・止痢薬

1

（1）×

🔵**解説** 嘔吐の中枢は延髄にあります。

（2）○

🔵**解説** 悪心や嘔吐は、脳圧や平衡覚（へいこうかく）の異常や、消化管などにある受容体が受ける振動や臭気（しゅうき）、視覚刺激、化学物質による刺激などが延髄に伝わることで起こります。抗ドパミン薬は、嘔吐中枢への刺激の伝達を遮断する作用をもちます。また、消化管運動を改善する作用もあり、食欲不振や胸やけなどにも用いられます。

（3）×

🔵**解説** ドパミンは副交感神経にある受容体と結合し、消化管運動を抑制する作用があります。そのため、ドパミン受容体を遮断することで、胃腸の運動を促進します。

（4）○

🔵**解説** 消化管運動を抑制するドパミンとは反対に、セロトニンは副交感神経にある受容体と結合し、消化管運動を促進します。そのため消化を促進する薬として用いられます。

（5）○

🔵**解説** ヒスタミンは、乗物酔いを引き起こす動揺刺激などの伝達に関与します。そのため、抗ヒスタミン薬は、乗物酔いに有効で、ジフェンヒドラミンやジメンヒドリナートなどのH₁受容体拮抗薬が用いられます。同じように抗コリン薬も乗り物酔いに有効で、スコポラミンなどがあります。

（6）×

🔵**解説** リパーゼは、脂質の分解酵素です。

（7）×

🔵**解説** ジアスターゼは、炭水化物（でんぷん）の分解酵素です。

（8）○

🔵**解説** 苦味成分により、胃液の分泌を促すのが

苦味健胃薬（くみけんいやく）です。

（9）×

🔵**解説** 浣腸液は、腸の蠕動（ぜんどう）運動を促進させて排便を促します。

（10）○

🔵**解説** 下剤には、浸潤性下剤や刺激性下剤、塩類下剤、膨張性（ぼうちょう）下剤、浣腸薬などがあります。浸潤性（しんじゅん）下剤は、便の水分吸収を促進して便を軟化させ、排出しやすくする作用をもちます。

2

（1）1

🔵**解説** パンクレアチンは、多くの消化酵素を含む消化改善薬です。副作用としてくしゃみや流涙（りゅうるい）、皮膚の発赤などがあります。1以外は、胃粘膜を保護する消化性潰瘍治療薬です。

（2）1

🔵**解説** 塩類下剤は、腸に多くの水を引き込み、便の硬化を抑えて軟らかくし、排泄を促します。安全性も高く、習慣性もないため、小児の使用にも適します。

（3）1

🔵**解説** 下痢を止めるのが止痢薬（止瀉薬）（しり）（ししゃ）です。酸化マグネシウムは塩類下剤です。

（4）1

🔵**解説** 潰瘍性大腸炎では、粘血便が特徴です。また大腸がんのリスク因子でもあります。消化管のあらゆる場所で潰瘍がみられるのは、クローン病の特徴です。潰瘍性大腸炎治療の基本となる薬は5-ASA（アミノサリチル酸）製剤です。ステロイドは病気の勢いが強い活動期の炎症を抑えるのに効果的で、寛解導入法（かんかい）で使用されます。

第29回　腎不全と治療薬

1

（1）○

解説　筋収縮により産生される老廃物がクレアチニンです。尿により排泄されるため、腎機能が低下すると血中クレアチニン値は上昇します。

（2）○

解説　赤血球の産生を促進するエリスロポエチンの分泌が衰えるため、貧血を引き起こします。

（3）○

解説　カルシウム吸収に関わる活性型ビタミンＤの産生も腎臓のはたらきです。

（4）×

解説　本来、尿として排出されるべき老廃物が体内に蓄積し、さまざまな症状を引き起こす状態を尿毒症といい、腎不全の末期でみられます。

（5）×

解説　利尿薬により尿の排泄を増加させ、低下した腎臓の機能を補います。

（6）×

解説　腎機能低下による高カリウム血症を予防するため、カリウム吸着薬（ポリスチレンスルホン酸ナトリウムなど）を投与します。

（7）○

解説　腎不全ではリンの排泄も低下するため、リンと結合して吸収を抑制するリン吸着薬を用います。

（8）×

解説　腎臓の炎症を抑えるため、ステロイド薬を用います。

（9）×

解説　カルシウム拮抗薬は血圧を下げる作用があるため、腎不全の保存療法として用いられます。

（10）○

解説　腎不全の根治薬はありません。悪化し、腎臓の濾過能力が著しく低下した場合には、人工透析を行います。

2

（1）3

解説　血清クレアチニン値やシスタチンＣ、性別、年齢などを元に糸球体濾過量を推定したのがeGFR（推算糸球体濾過量）で、腎臓機能の指標となります。GFRは、１分間にどれくらいの血液量を濾過して尿を作れるかを示す値です。

（2）4

解説　急性腎不全のうち、脱水や心不全などによって腎臓への血流が低下し引き起こされるのが腎前性腎不全、急性糸球体腎炎など腎臓自体の障害によって起こるものを腎性腎不全、そして尿路結石や前立腺肥大など尿路の異常で起こるものを腎後性腎不全といいます。

（3）1

解説　高血圧対策として、ACE（アンギオテンシン変換酵素）阻害薬やARB（アンギオテンシンⅡ受容体拮抗薬）、利尿薬などを用います。

（4）2

解説　腎不全の場合には、塩分やタンパク質、カリウム、リン、そして症状によっては水分などの制限がとられます。

第30回　麻酔薬・筋弛緩薬

（1）×

解説　麻酔前投薬は、手術に対する不安を取り除いたり、唾液の分泌や気道分泌の抑制、催眠効果などを目的とし、全身麻酔の１時間ほど前に行われます。ただし、投与された医薬品の副作用を考慮し、

症例によっては麻酔前投薬を行わない場合もあります。

（2）○

解説　中枢神経に作用し、全身の痛覚や意識、反射などを消失させ、手術可能な状態にするのが全身麻酔薬です。吸入や静脈内注射で投与されます。

（3）✕

解説 吸入麻酔薬の副作用として、低血圧が起こりやすいことが挙げられます。

（4）✕

解説 単一の麻酔薬では、麻酔効果が強く出現して術後の覚醒が遅くなるなど、調整が難しいため、多くの場合は数種類の麻酔薬を併用するバランス麻酔という方法がとられます。

（5）✕

解説 筋の収縮を抑え、手術を行いやすくするために用いるのが筋弛緩薬で、麻酔薬と併用されます。

（6）○

解説 骨格筋の運動に関わるアセチルコリンの受容体がニコチン受容体です。ニコチン受容体を遮断することで、骨格筋を弛緩させるのが筋弛緩薬です。

（7）✕

解説 プロポフォールは、静脈内注射で投与される全身麻酔薬です。

（8）○

解説 プロポフォールには催眠作用や鎮静作用はありますが、筋弛緩作用や鎮痛作用はありません。症例に応じて鎮痛薬や筋弛緩薬の投与を行います。

（9）✕

解説 ブピバカインは、長時間作用型の局所麻酔薬として多く用いられています。

（10）✕

解説 リドカインは局所麻酔や不整脈の治療などに用いられる劇薬です。他の薬品と区別し、さらに施錠できる保管庫に貯蔵するのは毒薬です。

２

（1）2

解説 抗コリン作動薬のアトロピンは、抗コリン作用により唾液や気道分泌物などの腺分泌を抑制します。

（2）3

解説 ジアゼパムやミダゾラムはベンゾジアゼピン系の抗不安薬で、麻酔前投薬などでも用いられます。

（3）1

解説 バルビツール誘導体であるチオペンタールは、超短時間型の催眠薬で、静脈麻酔薬として麻酔の導入にも用いられます。

（4）3

解説 セボフルランは吸入で、プロポフォールは静注で投与される全身麻酔薬です。ロクロニウムは、筋弛緩薬です。

第31回　催眠薬・抗不安薬

１

（1）○

解説 不眠症などの睡眠障害に対して、中枢神経に作用して睡眠への導入・維持を目的として用いられるのが催眠薬です。強い催眠効果をもつ一方で、依存性も高く、多くの催眠薬は向精神薬に指定されています。

（2）○

解説 催眠薬とアルコールを併用すると、相互作用によりそれぞれの作用が増強されて昏睡などのリスクが高まります。

（3）○

解説 睡眠薬は、作用時間の違いから超短時間型、短時間型、中等時間型、長時間型に分けられます。

寝つきが悪いときには効果が短い超短時間型や短時間型、途中で目が覚めてしまう（中途覚醒）場合には中等時間型、ぐっすり眠れない（熟眠障害）場合には長時間型、といったように、睡眠障害の症状によって使い分けます。

（4）✕

解説 バルビツール酸誘導体は、脳の大脳皮質や脳幹に作用して、脳の覚醒を抑えることで、催眠作用や鎮静作用を発揮する医薬品です。催眠・鎮静作用が強いため、麻酔前投薬にも用いられる一方で依存性や耐性が生じやすく、また過剰に投与することでの呼吸麻痺などのリスクがあるのも特徴です。

（5）○

解説 ベンゾジアゼピン系睡眠薬は、ベンゾジアゼピン受容体のはたらきを活性化することで中枢神

経を抑制し、リラックスを促すGABA（γアミノ酪酸：抑制系の神経伝達物質）の作用を強めて、催眠効果や抗不安効果を発揮する医薬品です。また抗けいれん作用や筋弛緩効果もあります。

（6）×

解説　ベンゾジアゼピン系睡眠薬は、尿酸値には特に影響しません。副作用としては、ふらつきや転倒などに注意します。また急に投薬を中止すると、さらに強い不安や不眠、そして幻覚などの症状がおこる場合があります。

（7）○

解説　エスタゾラムは、ベンゾジアゼピン系睡眠薬で、中等時間型に分類されます。入眠障害や中途覚醒などの睡眠障害や、麻酔前投薬で用いられます。

（8）×

解説　ニトラゼパムも中等時間型のベンゾジアゼピン系睡眠薬に分類されます。睡眠障害や麻酔前投薬のほか、抗てんかん薬として、てんかんの部分発作や欠神発作を抑える作用もあります。

（9）○

解説　抗不安薬を投与した際は、眠気やめまい、ふらつきなどによる転倒防止に注意します。

（10）×

解説　リラックス効果のあるGABAの作用を増

強することで、**抗不安効果を発揮**します。

2

（1）2

解説　ベンゾジアゼピン系睡眠薬は、バルビツール酸誘導体の睡眠薬と比較し、**作用も弱く副作用も出現しにくい**とされます。そのため**高齢者に使用**されます。ただし最近は、筋弛緩作用による**転倒・転落**を防止するため、オレキシン受容体拮抗薬のスボレキサントやレンボレキサント、メラトニン受容体作動薬のラメルテオンなどがよく用いられるようになっています。

（2）4

解説　トリアゾラムは、超短時間型に分類され、入眠障害に適します。

（3）1

解説　フェノバルビタールは、バルビツール酸誘導体の長時間型睡眠薬です。また、**てんかんの発作予防にも有効**で、抗てんかん薬や抗不安薬としても用いられます。

（4）2

解説　抗不安薬では、起立性低血圧やめまい、ふらつき、呼吸抑制などに注意します。

第32回　てんかんと抗てんかん薬

1

（1）×

解説　脳には明確な異常がないにもかかわらず起こるてんかんを**特発性てんかん**といいます。

（2）○

解説　抗てんかん薬は**長期にわたる服薬が必要**です。また寛解しても服薬を中止すると再発することもあります。発作が消失しても**2年**は服薬を続け、独断で減らしたり中断しないように注意します。

（3）○

解説　てんかんは、脳の過剰な興奮により脳波に異常が起こり、けいれんや意識消失などを起こす疾患です。発作の種類をしっかりと判別し、適切に服薬することで発作を予防することが可能です。てんかん発作は、脳の過剰な興奮が起こる部位や興奮の

広がりによって、**部分発作と全般発作**に分けられます。全般発作とは、脳の両側で異常な興奮が起こる発作で、意識障害も伴います。

（4）×

解説　過剰な電気的興奮が脳の一部に限定されて起こるてんかん発作を**部分発作**といいます。そして部分発作は、意識障害が起こらない**単純部分発作**と、意識障害が起こる**複雑部分発作**、そして一部の発作がやがて全身に広がる**二次性全般化発作**に分けられます。

（5）○

解説　突然出現し、**強直発作**（全身が強く硬直し、呼吸の停止がみられる発作）と**間代発作**（手足をガクガクとさせてけいれんする発作）が交互に起こるのが**強直間代発作**で、**大発作**ともよばれます。

（6）×

解説 抗てんかん薬の副作用は、めまいやふらつき、発疹、肝障害といった一般的にみられるものから、薬によっては歯肉増殖（フェニトイン）、白血球減少（カルバマゼピン）、薬物依存（フェノバルビタール）などが起こることもあります。ジストニアとは、脳や神経系の異常により、不随意の筋収縮が起こり、筋が強直したり、けいれんしてしまう症状をいいます。抗ドパミン作用をもつ抗不安薬や制吐剤が原因となって発症する場合もあります。

（7）×

解説 グルタミン酸は、興奮性の神経伝達物質です。グルタミン酸の発生を抑えたり、抑制性の神経伝達物質であるGABA（γアミノ酪酸）の減少を抑えることで、てんかんの発作を抑えることができます。

（8）〇

解説 カルバマゼピンは、部分発作の第一選択薬で、躁うつ病、三叉神経痛の治療にも用いられます。他に部分発作の第一選択薬として、ラモトリギン、レベチラセタムも用いられます。

（9）〇

解説 カルバマゼピンの重大な副作用として、骨髄抑制による貧血や白血球減少、出血傾向などが出現することがあります。

（10）×

解説 フェノバルビタールは、強直間代発作（大発作）にも部分発作（焦点発作）にも有効とされます。全般性強直間代発作の第一選択薬は、バルプロ酸ナトリウムです。

2

（1）4

解説 集中力がない、注意力がないと、周囲に誤解されるような発作が欠神発作です。話の途中などで急に意識を失ったように動きが止まってしまうような症状がみられます。

（2）2

解説 てんかんの第一選択薬とされるフェニトインは、強直間代発作（大発作）にも部分発作（焦点発作）にも有効ですが、欠神発作（けいれんなどはなく、数十秒間にわたり意識がなくなる発作）にはあまり効果がないとされます。欠神発作には、バルプロ酸ナトリウムやエトスクシミドが有効です。

（3）1

解説 バルプロ酸ナトリウムの副作用として、まれに致死的な肝障害が起きたり、催奇形性がみとめられます。肝障害がある場合や妊婦には禁忌とされます。GABAの作用を増強して脳の興奮を抑える作用をもち、全般発作でみられる大発作や部分発作、欠神発作、ミオクロニー発作（きわめて短い筋の収縮により、ビクッとするような発作）など、幅広く有効です。カルバペネム系抗生物質との併用は、バルプロ酸の血中濃度を下げるため、禁忌となります。

（4）4

解説 バルビツール酸誘導体であるフェノバルビタールは、依存性があるため注意が必要です。またベンゾジアゼピン系のクロナゼパムにも依存性が認められます。

第33回　精神疾患と治療薬

1

（1）×

解説 幻覚は、陽性症状の一つです。

（2）×

解説 100人に1人ほどの頻度で発症するほど、よくみられます。

（3）〇

解説 理解力や記憶力の低下といった認知機能の衰えも、統合失調症でみられる症状の一つです。

（4）〇

解説 統合失調症などの精神病の治療では、一般的に薬物療法と合わせ、心理療法や作業療法といった心理社会的治療法（リハビリテーション）が並行して行われます。

（5）×

解説 抗精神病薬は、ドパミンの作用を抑えることで効果を発揮します。

（6）×

解説 抗精神病薬は、定型抗精神病薬と非定型抗

精神病薬に分けられます。定型抗精神病薬は、おもに陽性症状に対して効果を発揮します。

（7）○

解説 抗精神病薬の副作用として、ジストニアやパーキンソン症状が出現することがあります。そのため、抗精神病薬と合わせ、抗パーキンソン病薬を併用することもあります。

（8）○

解説 抗精神病薬の副作用として口渇（こうかつ）や便秘、排尿障害といった抗コリン作用がみとめられます。

（9）×

解説 抗精神病薬の副作用として、抗コリン作用による便秘がみられます。

（10）×

解説 抗精神病薬により、プロラクチン値は上昇します。そのため、無月経や乳汁分泌、性欲減退などの性機能障害が生じることがあります。

2

（1）4

解説 統合失調症の症状には、正常（健康）なときにはなかった状態が表れる陽性症状と、健康なと

きにあったものが失われる陰性症状があります。妄想（もうそう）や幻覚（げんかく）、つじつまの合わない支離滅裂（しりめつれつ）な会話などは、陽性症状の代表です。

（2）1

解説 定型抗精神病薬に変わり、新たに開発されたのが非定型（第2世代）抗精神病薬です。陰性症状にも有効です。

（3）2

解説 非定型抗精神病薬は、ドパミンの作用を抑えるだけでなく、セロトニン受容体のはたらきを抑制する作用もあり、陽性症状と陰性症状の両方に有効です。また定型抗精神病薬に比べ、錐体外路症状が現れにくいのも特徴です。非定型抗精神病薬もオランザピンやクエチアピンは、高血糖に注意する必要があります。

（4）3

解説 ナルコレプシーは過眠症ともよばれ、通常ならば寝てはいけないような状況において、我慢できないほどの強い眠気に襲われたり、突然眠ってしまったりするような症状（睡眠発作）をいいます。覚醒に関わるオレキシンというホルモンをつくる神経細胞の異常と考えられています。

第34回　うつ病と抗うつ薬

1

（1）×

解説 うつ病は、悲嘆（ひたん）経験やストレスなどにより、日常生活に強い影響が出るほどの気分の落ち込みが続いたり、悲観的になったり意欲や喜怒哀楽が減退するような症状を示す疾患です。うつ病を引き起こすメカニズムとして、セロトニンやノルアドレナリンなどの神経伝達物質の減少が考えられています（モノアミン仮説）。そのため、治療薬としてセロトニンやノルアドレナリンの量を増やす医薬品が用いられています。

（2）×

解説 うつ病では、抑うつ気分が症状としてみられます。たとえ軽症にみえても、死ぬことを考えたり（自殺念慮（ねんりょ））や突発的に死を選んでしまうこともあります。

（3）×

解説 軽症や中等程度のうつ病の場合には、比較的副作用の少ないSSRI（選択的セロトニン再取り込み阻害薬）や、SNRI（セロトニン・ノルアドレナリン再取り込み阻害薬）が第一選択薬として多く用いられます。

（4）○

解説 抗うつ薬は効果に個人差が大きい薬です。まずは少量から開始し、その効果を見ながら少しずつ量を増やしたり、別の薬を検討するなどの方法がとられます。

（5）○

解説 抗うつ薬は、安定して効果が得られるまでに少なくとも1〜2週間以上継続して使用する必要があります。

（6）×

解説 三環系抗うつ薬は抗コリン作用などの副作

用が強いため、一般的に高齢者に対してはSSRIやSNRIなどが使用されます。

（7）○

解説 抗コリン作用が特に強い三環系抗うつ薬は眼圧の上昇を招くため、緑内障の患者には禁忌です。

（8）○

解説 三環系抗うつ薬は、抗コリン作用による口渇や便秘、排尿障害などの副作用、そして抗ヒスタミン作用による眠気やふらつきなど副作用、さらには心毒性が強いことでも知られます。

（9）×

解説 四環系抗うつ薬は、三環系抗うつ薬と比較すると、その作用が弱まりますが、副作用が抑えられているのが特徴です。

（10）○

解説 セロトニンのみを選択して再取り込みを阻害し、シナプスでのセロトニン量を増やすSSRIに対して、セロトニンとノルアドレナリンの両方を増やそうとするのがSNRIです。

2

（1）4

解説 三環系抗うつ薬は、口渇や便秘、排尿障害といった抗コリン作用が強いのが特徴です。

（2）1

解説 SSRIは、セロトニンにのみ選択的な作用を示し、その絶対量を増やします。不安や焦燥感の軽減にも有効で、パニック障害や強迫性障害などにも用いられます。

（3）1

解説 パニック障害とは、理由がわからずに突然強い恐怖心が沸き上がり、動悸や息苦しさ、吐き気など、さまざまな症状が現れる発作を繰り返す疾患です。SSRIは、パニック障害にも有効とされます。

（4）2

解説 三環系抗うつ薬や四環系抗うつ薬に比べて抗コリン作用などの副作用は抑えられていますが、吐き気、嘔吐などの消化器症状や眠気、めまいなどの副作用がみとめられます。またまれに勃起不全などの性機能障害を引き起こすこともあります。

第35回　認知症と治療薬

1

（1）×

解説 アルツハイマー型認知症では、アミロイドβという異常なタンパク質が脳に沈着し、神経細胞が死滅して減少します。

（2）○

解説 認知症でみられる認知機能の低下は、うつ病でもみられます。区別が難しいため、しっかりと鑑別して適切な治療をすることが重要です。

（3）×

解説 初期では、今起こったことを記憶しておく即時記憶の障害が顕著で、遠隔記憶（年単位で保存される記憶）は比較的保たれやすいとされています。

（4）○

解説 時間や場所、人(年齢や名前、性別など)などについての認識が失われた状態が見当識障害です。

（5）○

解説 認知症の原因の一つが、シナプスにおけるアセチルコリンの減少です。多くの認知症治療薬は、コリンエステラーゼ阻害薬で、アセチルコリンの分解を抑えてその濃度を高めます。

（6）○

解説 今のところ根治は期待できませんが、早期に使用することで認知症の進行を遅らせる効果が高いとされています。

（7）×

解説 ドネペジル（商品名アリセプト）も含め、残念ながら今現在、認知症の根治薬はありません。症状を抑えるための薬です。

（8）×

解説 ドネペジルは、アルツハイマー型認知症に加え、レビー小体型認知症にも使用できるよう、承認されています。

(9) ○

解説 ドネペジルの副作用として、下痢のほか、悪心・嘔吐、食欲不振などの消化器症状があります。

(10) ○

解説 メマンチン（商品名メマリー）の副作用として、眠気やめまい、そして便秘などがあります。

❷

(1) 3

解説 認知症の中核症状とは、脳細胞の死滅・減少が直接的な原因となり現れる症状をいいます。記憶障害や見当識障害、失語、失行、実行機能障害などが中核症状です。

(2) 4

解説 レビー小体型認知症では、存在しないものが見える幻視が特徴的にみられます。性格の変化や脱抑制、常同行動は、前頭側頭型認知症でみられます。

(3) 1

解説 認知症のうち、最も多いのがアルツハイマー型認知症で、血管性認知症、レビー小体型認知症、前頭側頭型認知症と続きます。

(4) 4

解説 ドネペジルやガランタミン、リバスチグミンは、アセチルコリンを分解する酵素を阻害し、アセチルコリン濃度を高める作用で認知症の進行を抑制します。一方メマンチンは、グルタミン酸という神経細胞を興奮させる神経伝達物質のはたらきを抑え、神経細胞の死滅を抑制する作用を発揮します。

第36回　脂質異常症と治療薬

❶

(1) ○

解説 脂質異常症により増加したコレステロールなどが動脈の血管壁に付着し、血管が狭くなったり弾力性が失われることで、血流の悪化を引き起こした状態が動脈硬化です。

(2) ○

解説 動脈硬化が起きると血管が狭まり、塞栓（そくせん）ができて心筋梗塞や脳梗塞などを引き起こしやすくなります。

(3) ×

解説 空腹時の採血において、LDLコレステロール140mg/dL以上が、脂質異常症の診断基準の一つです。

(4) ○

解説 トリグリセリド（中性脂肪）の数値が高い場合にも脂質異常症とされます。

(5) ×

解説 脂質異常症では、まずは食事や運動といった生活習慣の見直しを行い、それでも改善しない場合に薬物療法がとられるのが一般的です。

(6) ○

解説 脂質異常症で使用されるHMG-CoA還元酵素阻害薬は、スタチン系薬ともよばれます。HMG-CoA還元酵素は、肝臓においてコレステロールを生成する酵素です。

(7) ○

解説 フィブラート系薬は、コレステロールの生成やトリグリセリドの産生を抑制し、加えてHDLコレステロールを増やす作用をもちます。頻度はまれですが、フィブラート系薬やスタチン系薬は、副作用として横紋筋融解症（おうもんきんゆうかいしょう）を起こすことがあります。さらに2つを併用するとそのリスクがさらに高まるため、併用は治療上やむを得ない場合のみとなります。

(8) ×

解説 ニコチン酸類は、消化管においてトリグリセリドやコレステロールの吸収を抑える作用をもちます。

(9) ○

解説 筋肉痛は横紋筋融解症の可能性があるため、まず血液検査にてCK、Cr、BUNなどをチェックし、スタチン系薬による筋症状かどうかを見極める必要があります。横紋筋融解症とは、骨格筋細胞が融解し、壊死（えし）が起こり、筋に含まれるクレアチニンキナーゼやミオグロビンなどの物質が血液中に流出してしまう疾患です。重症化すると、流出した

34

ミオグロビンにより腎障害を起こすこともあります。症状として筋肉痛や筋力低下、赤褐色の尿などがみられます。筋肉痛は左右対称に、大腿部などの大きな筋に出現することが多く、また多くの場合スタチン投与後4ヶ月以内に出現します。

(10) ○

解説 肝臓で生成されたコレステロールの一部は、胆汁酸に変わり、消化・吸収を助ける役割を終えたあと、小腸で吸収され再び肝臓に運ばれ再利用され、最終的に排泄されます。陰イオン交換樹脂は、胆汁酸と結合して胆汁酸の排出を促します。副作用として便秘や腸閉塞を起こすことがあります。

2

(1) 3

解説 高比重リポ蛋白コレステロール (HDL-C) とは、善玉コレステロールのことをいいます。従来、脂質異常症は高脂血症とよばれていましたが、善玉コレステロールが低い場合にも動脈硬化を引き起こしやすく、また総コレステロール値が高くても、LDLコレステロール、いわゆる悪玉コレステロール値が正常で、善玉コレステロール値が高い場合もあることなどから、今は脂質異常症とよばれています。

(2) 3

解説 高比重リポ蛋白コレステロールは、過剰なコレステロールを回収して肝臓に戻すはたらきをもち、善玉コレステロールとよばれます。善玉コレステロールが増えることで、動脈硬化の予防になります。

(3) 1

解説 ニコチン酸類は、消化管でのコレステロールや中性脂肪の吸収を抑えます。陰イオン交換樹脂は胆汁酸と結合することで、コレステロールが肝臓へ再吸収されるのを抑制します。プロブコールは、コレステロールを胆汁酸へ変化させ排泄を促進する作用を発揮し、血液中のコレステロールを減らします。

(4) 1

解説 オリーブ油に含まれるオレイン酸や、あじ・さんまなどの青魚に含まれるDHA（ドコサヘキサエン酸）やEPA（エイコサペンタエン酸）などの不飽和脂肪酸は、HDLコレステロールを下げずにLDLコレステロールを減らすはたらきがあります。

第37回　貧血と治療薬

1

(1) ×

解説 フェリチンは、鉄と結合して貯蔵するはたらきをもつタンパク質です。鉄欠乏性貧血では、血清フェリチンの減少がみられます。

(2) ○

解説 消化性潰瘍では、慢性的な出血が起こるため、赤血球に含まれるヘモグロビンとともに鉄が失われます。

(3) ○

解説 再生不良性貧血は、血球細胞の元となる造血幹細胞の異常により、すべての血球細胞が減少して起こる貧血です。そのため、赤血球の減少による貧血のほか、白血球の減少による免疫力低下（易感染）、血小板の減少による出血傾向などがみられます。

(4) ×

解説 巨赤芽球性貧血とは、ビタミンB$_{12}$や葉酸の不足によって起こる貧血です。ビタミンB$_{12}$や葉酸は細胞のDNA合成に必要な栄養素で、それが不足するために赤血球のもととなる細胞の増殖が阻害され、赤血球が不足します。

(5) ×

解説 鉄欠乏性貧血の第一選択薬となる鉄剤は、原則経口投与で用いられ、経口投与が難しい場合に静脈注射などの方法がとられます。

(6) ○

解説 水やぬるま湯で飲むのが一番ですが、鉄剤の場合はお茶で飲んでも作用に大きな影響は与えません。

(7) ×

解説 便が黒くなるのは吸収されなかった鉄剤によるもので、投与を中止する必要はありません。服用する患者にも説明します。

(8) ○

解説 溶血性貧血とは、異常な免疫作用や先天的な要因などによって、過剰に赤血球が破壊されて起こる貧血です。免疫を抑制する作用をもつ副腎皮質ステロイドや免疫抑制剤などが用いられます。

(9) ○

解説　後天性の溶血性貧血の場合には、**免疫抑制剤**を用います。

(10) ○

解説　腎臓で産生される**エリスロポエチン**は、赤血球の産生を促進する作用があります。そのため腎臓に障害が起こるとエリスロポエチンの産生低下により赤血球が不足し、**貧血が出現**します。

②

(1) 3

解説　ビタミンB_{12}が小腸で吸収されるためには、胃で分泌される**内因子**とよばれるタンパク質が必要です。内因子の欠如によりビタミンB_{12}が不足して起こる巨赤芽球性貧血をとくに**悪性貧血**といいます。

(2) 3

解説　胃を切除することにより内因子が欠如し、ビタミンB_{12}の吸収障害が起こり、**巨赤芽球性貧血（悪性貧血）**となります。

(3) 2

解説　ビタミンB_{12}は、アミノ酸や脂質、葉酸の代謝などに関与し、さらに正常な赤血球や神経細胞の産生を助ける栄養素です。レバーやあさりなどに多く含まれます。

(4) 4

解説　鉄剤の副作用として、下痢や嘔吐、胃痛などの消化器症状、発疹、黒っぽい便（無害）などがあります。そのため、空腹時を避け、**できるだけ食後に内服**します。

第38回　骨粗鬆症と治療薬

①

(1) ○

解説　骨密度が低下し、骨がもろくなる疾患が骨粗鬆症（こつそしょうしょう）です。

(2) ○

解説　骨粗鬆症の原因はさまざまですが、**運動不足も原因の一つ**です。適度な運動による骨への負荷は、骨へのカルシウム沈着を促進し、骨を丈夫にします。

(3) ○

解説　喫煙のリスクは多くありますが、**骨粗鬆症**もその一つです。タバコに含まれるニコチンなどの有害物質により、カルシウムの吸収が妨げられます。

(4) ○

解説　女性では、加齢により卵巣の機能が衰え、**エストロゲンの分泌が著しく低下**します。エストロゲンには、骨を分解する破骨細胞のはたらき（骨吸収）を抑える作用がありますが、エストロゲンが不足することで骨の分解が進み、骨粗鬆症が起こりやすくなります。

(5) ×

解説　骨粗鬆症の原因となるのは、卵胞ホルモン（エストロゲン）の減少です。

(6) ○

解説　バセドウ病のように甲状腺の機能が亢進した状態では、骨吸収と骨形成の両方が促進されますが、骨吸収のほうがやや強く作用するため、**骨量が減少する方向に傾いて**いきます。また甲状腺機能亢進症では、尿からのカルシウム排泄の増加や、血液中のビタミンDの活性の低下、腸管からのカルシウムの吸収も低下するため、**骨粗鬆症になりやすく**なります。

(7) ×

解説　カルシトニンは、骨吸収を抑制し、骨のカルシウムが血液中に放出されるのを抑えます。それにより、**血中カルシウム濃度は低下**します。

(8) ○

解説　クッシング症候群は、副腎皮質からのコルチゾールの分泌が過剰になることでさまざまな症状が出現する病気です。おもな症状・合併症として、満月様顔貌（ムーンフェイス）や中心性肥満、筋力低下、高血圧、糖尿病、月経異常、うつ気分などのほか、**骨粗鬆症**があります。

(9) ○

解説　骨粗鬆症のうち、加齢や閉経などによって起こるものを原発性骨粗鬆症といいます。**続発性骨粗鬆症**は、副腎皮質ステロイドなどの薬の作用や病気によって起こるものをいいます。

(10) ○

解説 日光浴をすることで、紫外線を浴びた皮膚がビタミンDを生成します。ビタミンDには、腸管でのカルシウムの吸収を高める作用があります。

2

(1) 3

解説 抗炎症作用をもつ副腎皮質ステロイドですが、骨形成のはたらきを妨げ、骨吸収を高めてしまうという副作用もあります。そのため長期投与により骨粗鬆症が起こりやすくなります。

(2) 2

解説 ビタミンK₂製剤は、骨にカルシウムを沈着させる作用があります。ビスホスホネート製剤とカルシトニン製剤は、骨吸収を抑制することで効果を発揮します。カルシウム拮抗薬は、カルシウムイ

オンの細胞内流出を阻害することで血管を拡張させる降圧作用をもちますが、カルシウムの吸収や分解には関与しません。

(3) 3

解説 ビタミンDは、肝臓や腎臓で活性化し、小腸でのカルシウム吸収や尿細管でのカルシウム再吸収を促進します。そのため不足すると骨粗鬆症を引き起こします。

(4) 1

解説 副甲状腺から分泌されるパラソルモンは、カルシトニンと拮抗し、骨吸収を促進する作用があります。また腎臓でのカルシウム再吸収も高めるため、血中カルシウム濃度は上昇します。カルシトニンは甲状腺から分泌され血中カルシウム濃度を低下させる作用があり、それにより副甲状腺からパラソルモンが分泌されます。

第39回　関節リウマチと治療薬

1

(1) ○

解説 関節リウマチは、免疫の異常により免疫細胞が自己の正常な細胞を攻撃し、全身の関節に痛みや腫脹、変形などが生じる自己免疫疾患です。

(2) ×

解説 関節リウマチでは、関節を動かさないことでこわばりが出現したり、こわばりが増悪します。

(3) ○

解説 関節の変形も関節リウマチの症状です。膝関節で発症すればO脚、手の指の関節で起これば尺側偏位（手の指が流れるように小指側＝尺側に傾く変形）など、そして足の指の関節で起これば外反母趾などがみられます。

(4) ×

解説 抗リウマチ薬は、免疫を正常に戻したり、関節の破壊を抑える作用をもちますが、効果が発揮されるまでには1ヶ月～半年くらいかかります。

(5) ○

解説 抗リウマチ薬には、異常の起きている免疫機構だけを正常に戻そうとする医薬品（免疫調整薬）と、免疫反応自体を抑制する医薬品（免疫抑制薬）があります。

(6) ×

解説 抗リウマチ薬は効果が出るまでに数ヶ月かかります。そのため非ステロイド性抗炎症薬や副腎皮質ステロイドなどを併用し、関節の炎症、痛みをやわらげながら治療を進めます。

(7) ×

解説 根治薬ではなく、炎症を抑えるために用います。

(8) ×

解説 副腎皮質ステロイドを併用し、炎症を抑えながら免疫を正常化させます。副腎皮質ステロイドは副作用も強いため、抗リウマチ薬の効果が現れたら、減量や中止を検討します。

(9) ×

解説 バイオテクノロジー（遺伝子組換え技術や細胞培養技術など）を用い、生体内で産生される抗体などのタンパク質からつくられたものを生物学的製剤といいます。炎症反応を伝達するサイトカインの産生を抑えることで、関節リウマチの進行を予防することができます。ただし、高額で長期間投与が必要なうえ、副作用も強いため、他の治療薬を投与して効果を見ながら、使用を検討するのが一般的です。

(10) ○

解説 抗がん薬としても使われるメトトレキサートは、強い免疫抑制作用があるため、**骨髄抑制**の副作用に注意します。また**間質性肺炎**や**肝障害**の副作用もみとめられます。

2

(1) 4

解説 悪性関節リウマチとは、血管炎や内臓障害などの関節外症状を伴う重篤な病態をいいます。関節リウマチで最も障害されやすいのは、**中手指節〈MP〉、近位指節〈PIP〉**の関節で、**遠位指節〈DIP〉**の関節が障害されることはほぼありません。合併症としては、**間質性肺炎**や**貧血、皮膚潰瘍**などの皮膚症状、**心膜炎、血管炎**などがみられます。症状としての関節のこわばりは、とくに**起床時に強く**現れます。

(2) 2

解説 関節リウマチの症状は、**左右対称で現れる**のが特徴です。自己免疫疾患のうち、全身の結合組織に異常が現れるものを**膠原病**といい、全身の関節で炎症が起こる関節リウマチも膠原病の一つとされます。そのほかの膠原病として、**全身性エリテマトーデス**や**強皮症**があります。

(3) 1

解説 抗リウマチ薬で多くみられる副作用は**間質性肺炎**や**皮疹**、**タンパク尿**などです。

(4) 2

解説 生物学的製剤（インフリキシマブなど）は**免疫力を著しく低下させる**ため、投与中は間質性肺炎や結核などの**感染症に注意**が必要です。

第40回　パーキンソン病と治療薬

1

(1) ×

解説 パーキンソン病では、安静時振戦（ふるえ）や筋固縮などの症状が現れますが、症状の強さが**左右非対称**で出現することが多いのが特徴です。

(2) ×

解説 パーキンソン病では、筋のこわばりにより表情がなくなる**仮面様顔貌**がみられます。

(3) ○

解説 パーキンソン病の症状として、歩行障害もみられます。腕を振らずに歩く、前傾姿勢で小刻みにすり足で歩く、歩き出しの一歩が踏み出せない（すくみ足）、だんだんスピードが速まるなどの特徴があります。

(4) ×

解説 パーキンソン病の原因は神経伝達物質であるドパミンの減少です。ドパミンの補充などにより症状を緩和させたり、進行を抑える効果はありますが、今のところ根治は期待できません。

(5) ×

解説 抗コリン作動薬によって運動神経の神経伝達物質であるアセチルコリンを抑えることで、振戦や筋固縮などの発作を抑えることができます。

(6) ○

解説 口をもぐもぐさせる、舌を左右に揺らす、手が常に動いているなど、不随意かつ、不自然で不規則な動きが現れる状態が**ジスキネジア**です。大脳基底核に何らかの異常が起きていることが原因とされます。ドパミンの補充や抗精神病薬の投与によって引き起こされることもあります。

(7) ○

解説 起立性低血圧は、パーキンソン病の症状としても、パーキンソン病治療薬（レボドパ）の副作用としてもみられます。

(8) ○

解説 インフルエンザ治療薬としても使われる**アマンタジン塩酸塩**は、ドパミン作動性神経に作用してドパミンの放出を促す作用ももち、**パーキンソン病治療薬**としても用いられます。

(9) ○

解説 アマンタジン塩酸塩の投与を急に中止すると、症状が悪化したり、**錯乱**や失見当識、**せん妄**などの精神状態の悪化などが出現することがあります。そのため投与を中止する場合には，徐々に**減量**します。

(10) ○

解説 ドパミンが不足することで、ドパミンから

変換されるノルアドレナリンも不足します。そのためノルアドレナリン前駆薬（ドロキシドパ）によりノルアドレナリンを補充することで、すくみ足や立ちくらみ、起立性低血圧などの症状を改善させます。

2

（1）2

解説 パーキンソン病は、ドパミンの不足が原因です。ドパミンやドパミンからつくられるノルアドレナリンが不足し、アセチルコリンは増加します。

（2）3

解説 ドパミンは、中脳の黒質とよばれる部分で産生される神経伝達物質です。やる気や幸福感などにも関与します。

（3）3

解説 脱力発作ではなく、筋固縮です。筋肉が硬くなることにより、動きが鈍くなったり、表情が乏しくなるなどの症状が現れます。

（4）4

解説 レボドパは、投与されると脳内でドパミンに変化します。不足したドパミンを補充するために用いられます。副作用として、起立性低血圧や不整脈、ジスキネジアなどが起こることがあります。

第41回　甲状腺疾患と治療薬

1

（1）×

解説 甲状腺で分泌されるサイロキシン（チロキシン）とトリヨードサイロニン（トリヨードチロニン）を甲状腺ホルモンとよびます。甲状腺ホルモンは、身体の発育や基礎代謝に関わり、また消化管での糖の吸収を促進する作用があります。カルシトニンも甲状腺から分泌されますが、甲状腺ホルモンとはよばれません。

（2）○

解説 ヨウ素が4つ結合してつくられるのがサイロキシン、3つ結合してつくられるのがトリヨードサイロニンです。

（3）×

解説 甲状腺機能が過剰にはたらくことで起こるのがバセドウ病（グレーブス病）です。甲状腺の腫脹、動悸・頻脈、そして眼球の突出が特徴的な症状（メルゼブルグ三徴）とされます。

（4）○

解説 バセドウ病とは反対に、甲状腺機能が低下するのが橋本病で、慢性甲状腺炎とよばれます。甲状腺の腫脹や倦怠感、むくみ、皮膚の乾燥などが症状としてみられます。

（5）×

解説 テタニーとは、自分の意志とは関係なく手足などの筋肉がけいれんを起こした状態、つまりこむら返り（筋肉がつる）のことをいい、副甲状腺機能低下症などの症状としてみられます。テタニーは、低カルシウム血症や低マグネシウム血症などの電解質のバランスが崩れた状態が原因で起こります。副甲状腺は血中カルシウム量を調節するホルモン（パラソルモン）を分泌するため、その分泌が低下するとカルシウムバランスが崩れ、テタニーを引き起こします。

（6）○

解説 先天的な甲状腺ホルモン不足により、小児期の精神遅滞や発育不良などを引き起こす疾患を先天性甲状腺機能低下症＝クレチン症といいます。成長後の甲状腺ホルモン不足により、重篤な浮腫が出現する状態は粘液水腫とよばれ、橋本病の進行などによって起こります。

（7）×

解説 カルシウムの補充療法は、副甲状腺機能低下症に対して行われます。甲状腺機能低下症には、甲状腺ホルモン製剤が用いられます。

（8）×

解説 体幹部分に脂肪が沈着する中心性肥満は、ステロイド薬の副作用です。

（9）○

解説 甲状腺機能亢進症に対して用いられるのが抗甲状腺薬で、チアマゾールやプロピルチオウラシルなどがあります。効果の発現までには数週間〜数ヶ月を要し、また投与開始後2ヶ月以内に無顆粒球症が現れることがあります。

(10) ✕

解説 プロピルチオウラシルは、甲状腺ホルモンの合成を阻害する抗甲状腺薬です。

②

(1) 4

解説 甲状腺ホルモンの分泌が亢進した場合にみられるのは頻脈です。徐脈は機能低下でみられます。甲状腺機能亢進症では、そのほかにも手指振戦（手のふるえ）や発汗過多、体重減少などもみられます。

(2) 1

解説 チアマゾールは、代表的な抗甲状腺薬です。

T₃製剤は甲状腺機能低下症で用いる**甲状腺ホルモン製剤**です。ビタミK₂製剤やカルシトニン製剤は、骨粗鬆症の治療で用います。

(3) 1

解説 抗甲状腺薬の副作用として、**かゆみや蕁麻疹**、肝障害、そしてまれですが**無顆粒球症**がみられます。抗甲状腺薬により不整脈は改善されます。

(4) 4

解説 海藻類にはヨウ素が多く含まれています。抗甲状腺薬と拮抗するため、**海藻類の摂取は控えます**。

第42回　免疫を調節する薬

①

(1) ○

解説 T細胞（Tリンパ球）は、**細胞性免疫の主役**です。T細胞のはたらきを抑制することで、免疫反応を抑えます。

(2) ○

解説 移植片対宿主病は、移植される血液や臓器（移植片）に含まれるリンパ球が、移植された側（宿主）の正常な組織・臓器を非自己と認識し、攻撃して起こる反応をいいます。

(3) ✕

解説 ステロイド薬には**免疫を抑制する作用**があります。そのため免疫抑制薬として用いられます。

(4) ○

解説 免疫増強薬には、**ヒト免疫グロブリンやインターフェロン、インターロイキン2、顆粒球コロニー刺激因子**などがあります。

(5) ✕

解説 胎児が母親から抗体を受け継ぐように、ほかの生体でつくられた抗体そのものを受け継ぐのが**受動免疫**です。能動免疫は、病原菌への感染などにより自己の体内で抗体を産生して獲得する免疫です。弱毒化した病原菌を投与し、みずから抗体をつくり病気に備える**ワクチン接種は能動免疫**です。

(6) ✕

解説 BCGワクチンは、結核の予防に用いられ

ます。

(7) ✕

解説 タクロリムスは、サイトカインの合成を抑制することでT細胞のはたらきを抑える免疫抑制薬です。

(8) ○

解説 インターフェロンはリンパ球などから産生されるサイトカインで、医薬品として免疫抑制作用や抗ウイルス作用、細胞増殖抑制作用、抗がん作用などを発揮します。

(9) ○

解説 免疫抑制作用や抗がん作用などをもつメトトレキサートは、抗リウマチ薬や抗癌薬として用いられます。

(10) ○

解説 シクロスポリンは、臓器移植の際の拒絶反応を抑制する目的などで用いられる免疫抑制薬です。副作用として**腎障害や肝障害**がみとめられます。

②

(1) 1

解説 免疫が低下するうえ、催奇形性のリスクもあるため、**妊娠中は服用を中断**します。免疫抑制薬服用中でも、**生ワクチンでなければ接種は可能**です。インフルエンザワクチンは、不活化ワクチンです。

（2）2

解説 メトトレキサートは、葉酸の作用を阻害します。そのため、メトトレキサートの副作用を抑えるために葉酸製剤が併用されます。

（3）1

解説 肝炎の治療や抗癌薬として用いられるインターフェロンには、α型、β型、γ型の３種類があります。α型とβ型は、おもにＢ型・Ｃ型肝炎の治療に用いられます。そのほか、抗ウイルス作用、抗癌作用、そして免疫増強作用をもちます。長期投与も可能で、長期間にわたって治療が続く肝炎にも有効です。

（4）3

解説 ワクチンには、細菌やウイルスの毒性を弱めてつくられた生ワクチンや、細菌やウイルスのもつ感染能力を失わせた不活化ワクチンなどがあります。生ワクチンには、麻疹・風疹（MR）ワクチンやBCGワクチン、水痘ワクチン、ロタウイルスワクチンなどがあります。不活化ワクチンには、選択肢１、２、４のほかに、インフルエンザワクチンやインフルエンザ菌b型（Hib）ワクチン、新型コロナワクチンなどがあります。

第43回　皮膚の薬

（1）○

解説 角質層が薄い部位ほど、吸収は速くなります。

（2）×

解説 乳幼児は皮膚が薄く、薬物吸収は速くなります。

（3）○

解説 乳幼児と同じように皮膚が薄くなる高齢者でも、薬物吸収は速くなります。

（4）×

解説 局所作用だけでなく、全身性の作用も発揮します。

（5）×

解説 ステロイド外用薬は、もともと全身性の副作用を減らし、局所の皮膚に効果が発現するように工夫してつくられたものです。

（6）×

解説 他の部位に比べて顔面は吸収が速いため、症状が改善したら使用を止めます。また、５段階の強弱があるステロイド外用薬のうち、マイルド（ミディアム）やウィークのものを使用します。ステロイド外用薬は、最も作用が強いストロンゲスト（クロベタゾールなど）から、ベリーストロング、ストロング、マイルド（またはミディアム）、ウィーク（プレドニゾロンなど）の５段階に分類されます。

（7）○

解説 ステロイド薬を大量、長期、または密封療法（ODT）で使用すると、眼房水の流出が阻害されて眼圧が上昇し、緑内障を引き起こすことがあります。

（8）×

解説 口唇ヘルペスや帯状疱疹などの皮膚ヘルペス感染症はウイルスが原因のため、抗ウイルス薬を用います。

（9）×

解説 皮膚障害を予防するために、貼付部位は毎回変えます。

（10）○

解説 感染がある場合には消毒薬を使用します。感染がない場合に消毒薬を使用すると、正常細胞まで傷害し、かえって治癒を遅らせます。

2

（1）4

解説 ステロイド薬の吸収が速い部位として、まず陰部（陰嚢）です。ほかには顔面の頬部や前額、腋窩部、頭皮などがあります。

（2）1

解説 ステロイド外用薬の局所性の副作用としては、毛細血管拡張や皮膚萎縮、紅斑、乾皮症、酒さ様皮膚炎（酔ったように赤みを伴う皮膚症状）などがあります。

（3）3

解説 ステロイド外用薬は、やさしく塗るのが適切です。また作用が強力なため、症状が改善したら弱いステロイド薬や非ステロイド薬に変更したり、使用を中止するようにします。

（4）4

解説 熱い湯では、皮膚に有用な潤い成分まで洗い流してしまいます。乳剤性基剤（クリーム剤）は、吸水性が高いため、紅斑や丘疹（きゅうしん）などの乾燥した部分に適します。しかし油脂性基剤（軟膏）に比べて添加物が多く、刺激性も強いため、びらんや潰瘍には適しません。軟膏やクリーム剤は、基本的にはやさしく伸ばすように塗ります。密封療法（ODT）は、外用薬を塗布した部分をラップなどで多い、吸収を促進させる方法です。

第44回　点眼薬

（1）×

解説 角膜から吸収された点眼薬も最終的に血管に入り、全身に作用します。

（2）○

解説 容器を汚染させないため、そしてまばたきを防ぐために、睫毛（まつげ）には触れないようにします。

（3）×

解説 基本的には1回につき1滴の投与で使用します。結膜嚢（のう）の容量約30μL（マイクロリットル）に対し、点眼薬1滴は約50μLです。

（4）×

解説 点眼直後はまばたきせず、少ししたらまぶたを静かに閉じ目頭を軽く押さえ、1分〜5分ほど待って薬物を吸収させます。

（5）×

解説 最初の点眼薬の吸収を待つため、5分以上間隔を空けてから次の点眼薬を投与します。

（6）○

解説 油性の点眼液は水分をはじいてしまい、他の点眼液の吸収を妨げるため、あとに点眼します。

（7）×

解説 懸濁性（けんだくせい）の点眼液は、よく振ってから使用します。

（8）○

解説 品質の変化を防ぐため、専用の袋に入れて保管します。また早めに使い切るようにします。

（9）×

解説 特別な指示がなければ、冷暗所で保存します。基本的には、温度と遮光に気をつけて冷暗所に保存します。但し、低温保存の方が細菌の繁殖が抑えられやすく薬物成分も分解されにくいため、冷蔵庫での保存が望ましいといえます。また室温保存の場合でも、開封したものは早めに使い切り、余っても1カ月程度で廃棄します。

（10）○

解説 涙液（るいえき）の分泌不足などで目が乾燥し過ぎると、眼球に細かい傷が生じます。この傷を修復する作用をもつのがヒアルロン酸です。

2

（1）4

解説 点眼は、下のまぶたを軽く引き、下結膜嚢（けつまくのう）部分に投与します。

（2）2

解説 ヒスタミンH₁受容体遮断薬は、アレルギー性結膜炎などを抑えるために用いる抗アレルギー薬です。

（3）3

解説 アトロピンによる抗コリン作用で瞳孔を拡大し、眼底検査を行いやすくします。

（4）1

解説 白内障でおもに用いられる点眼薬は、水晶体の透明性を維持するように作用するピレノキシンやグルタチオンです。

第45回　点鼻薬・点耳薬

1

（1）○
（解説）飛散前から投与することで症状緩和が期待できます。

（2）○
（解説）鼻の粘膜を通して血管に入り、全身にも作用します。

（3）○
（解説）薬の吸収をよくするために、鼻がつまっている場合には鼻をかみます。

（4）×
（解説）高温多湿でなければ基本的に問題はありませんが、中には冷暗所や冷蔵庫で保管するものもあります。指示された保存方法に従います。

（5）×
（解説）投与後は頭部を後ろに傾けることで、薬物の吸収を助けます。

（6）×
（解説）鼻粘膜の血管を収縮させることで鼻詰まりや粘膜の充血を改善します。

（7）○
（解説）冷たいとめまいの原因となるため、少し温めて使用します。

（8）×
（解説）容器・薬液を汚染するため、外耳道につけ

ないように投与します。

（9）×
（解説）指示に従いますが、一般的には6〜10滴ほど投与します。

（10）○
（解説）口腔から侵入した細菌やウイルスが耳管を通じて中耳に到達し、感染を引き起こすのが中耳炎です。抗菌薬などが有効です。

2

（1）2
（解説）血管収縮作用のある点鼻薬を連用し、鼻粘膜の血管が繰り返し収縮すると、血管が炎症を起こし、鼻炎を引き起こすことがあります。これを点鼻薬性鼻炎といいます。

（2）4
（解説）気管支を拡張する作用をもつキサンチン誘導体は、気管支喘息治療薬です。

（3）1
（解説）点鼻薬のホルモン剤には、女性ホルモンの分泌を抑制する作用があります。そのため、子宮内膜症や子宮筋腫の治療に用いられます。

（4）3
（解説）薬液をしっかりといきわたらせるため、2〜3分程度（耳浴指示の場合は10分程度）は側臥位を保ちます。

第46回　女性生殖器と薬

1

（1）○
（解説）ステロイド骨格という構造をもつのがステロイドホルモンで、糖質コルチコイドや鉱質コルチコイドのほか、性ホルモンなどがあります。

（2）○
（解説）妊娠の維持に欠かせないホルモンがプロゲステロン（黄体ホルモン）です。

（3）×
（解説）閉経により卵巣の機能が低下するため、プロゲステロンの分泌は低下します。

（4）○
（解説）卵巣の機能が衰え、エストロゲン（卵胞ホルモン）の分泌が減少し、ホルモンバランスが崩れることで、さまざまな不調が現れて、日常生活にまで影響する状態が更年期障害です。

（5）○
（解説）エストロゲンには、血中の脂質を減らす作

用もあります。そのためエストロゲンが欠乏する閉経後は動脈硬化のリスクが高まります。

（6）○

解説　更年期障害などに用いられるエストロゲン製剤の副作用として、悪心（吐き気）や腹痛などの消化器症状のほか、乳房痛や乳房の張りなどがみられます。

（7）○

解説　オキシトシンは強い子宮収縮作用をもつため、分娩促進や陣痛誘発などに用いられます。

（8）×

解説　タモキシフェンはエストロゲン受容体に結合して、阻害薬として乳がんを予防します。一方で肝臓での血液凝固因子の産生を高めるため、血栓ができやすくなります。

（9）×

解説　アロマターゼという酵素は、アンドロゲンをエストロゲンに変化させる作用があり、閉経後のエストロゲンを補います。そのためアロマターゼ阻害薬は、乳がんの治療に用いられます。

（10）×

解説　ホルモン療法は骨粗鬆症には有効ですが、エストロゲンの作用によって乳がんや子宮がん、静脈血栓症などのリスクは高まります。

2

（1）1

解説　エストロゲンには、骨吸収を抑制する作用があります。そのためエストロゲンが欠乏する更年期の女性では、骨吸収が進み、骨粗鬆症のリスクが高まります。

（2）4

解説　陣痛の誘発には、オキシトシンなどの子宮収縮薬が用いられます。

（3）4

解説　タモキシフェンやレトロゾールは乳がんの治療、ラロキシフェンは骨粗鬆症の治療などに用いられます。

（4）3

解説　エストラーナは卵胞ホルモン（エストロゲン）製剤で、閉経後の骨粗鬆症の治療にも有効です。

第47回　泌尿器・男性生殖器と薬

1

（1）○

解説　加齢により減少しますが、テストステロンの産生自体は生涯続きます。

（2）○

解説　メチルテストステロンは、男性ホルモン製剤で、男性不妊症や男性の更年期障害、性腺機能不全などに用いられます。

（3）×

解説　アンドロゲン（男性ホルモン）が前立腺のアンドロゲン受容体に結合することで前立腺がんが進行します。そのため、アンドロゲン受容体阻害薬などが用いられます。

（4）○

解説　アンドロゲンを阻害するため、女性化乳房などが出現することもあります。

（5）×

解説　男性ホルモン由来のタンパク質同化ステロイドには、骨髄の機能を亢進する作用があり、再生不良性貧血の治療などにも有効です。

（6）○

解説　タンパク質同化ステロイドには、男性化作用があり、女性では無月経や変声などの副作用に注意が必要です。

（7）×

解説　副交感神経の受容体であるムスカリン受容体が刺激されると、副交感神経優位となり、排尿は促進されます。

（8）○

解説　アドレナリンβ_3受容体に作用し、膀胱平滑筋を弛緩させて、膀胱の容量を高めることで排尿を抑制します。

（9）〇

解説 アンドロゲン受容体を遮断することでアンドロゲンの作用を抑え、前立腺の肥大を予防します。

（10）✕

解説 黄体ホルモン製剤には、前立腺肥大の原因となるアンドロゲンの作用を抑えるはたらきがあります。

2

（1）3

解説 おもなアンドロゲン（男性ホルモン）がテストステロンで、おもに精巣で分泌されます。わずかに副腎皮質や卵巣でも分泌されます。

（2）4

解説 タンパク質合成を促進するため、筋や骨が発育し、男性的な成長を促します。

（3）4

解説 アセチルコリンの分解酵素を阻害し、副交感神経を優位にするのがコリンエステラーゼ阻害薬です。そのひとつであるジスチグミンは、神経因性膀胱（中枢神経の異常が原因で、膀胱に尿を貯めたり正常な排尿が困難になる疾患）などによる排尿困難時に使用されます。

（4）2

解説 タムスロシンは、前立腺のアドレナリンα$_1$受容体を遮断して弛緩させ、前立腺による尿道の圧迫を解除します。また膀胱を弛緩させるため、排尿を促進する作用もあります。

第48回　ビタミン製剤

1

（1）〇

解説 ビタミンKは、血液凝固因子（プロトロンビン）の合成や骨の形成に関与するビタミンです。不足すると血液凝固が障害され、出血しやすくなります。

（2）✕

解説 葉酸とよばれるのはビタミンB$_9$です。ピリドキシン、ピリドキサール、ピリドキサミンをビタミンB$_6$といいます。

（3）〇

解説 ビタミンB$_1$（チアミン）は、糖質の代謝や細胞呼吸の補酵素としてはたらきます。欠乏すると脚気（かっけ）やウェルニッケ脳症、乳酸アシドーシスなどを引き起こします。

（4）✕

解説 ビタミンB$_2$（リボフラビン）は、脂質や糖質の補酵素としてはたらきます。欠乏すると口角炎や口唇炎、口内炎、皮膚炎といった皮膚・粘膜の障害、そして成長障害などを引き起こします。不足により下痢を起こすのはビタミンB$_3$（ナイアシン）などです。

（5）〇

解説 ビタミンKは、食品から摂取するほか、腸内細菌によって産生されます。新生児では、腸内細菌叢（そう）が未発達なうえ、ビタミンKは胎盤を経由しての移行性が低いため、ビタミンKが不足します。そのため、新生児期に3回のビタミンKシロップ投与を行います。またビタミンKの不足はとくに母乳栄養児で多くみられます。

（6）〇

解説 赤血球のDNA合成に必要な葉酸（ビタミンB$_9$）やビタミンB$_{12}$の不足により、正常な赤血球の産生が阻害されて起こる貧血を巨赤芽球性貧血といいます。

（7）✕

解説 動脈硬化の予防効果があるのは、脂質の酸化防止作用を有するビタミンEです。ビタミンAは、眼や皮膚の粘膜形成や視覚の情報伝達に関与します。ビタミンAが欠乏すると、夜盲症（やもうしょう）（暗順応の低下）や皮膚障害を起こします。

（8）〇

解説 壊血病（かいけつびょう）とは、毛細血管がもろくなり、皮膚の内出血や歯茎からの出血がみられる疾患をいいます。そのほか、骨の発育不良やしみ、そばかす、貧血なども欠乏症としてみとめられます。

（9）〇

解説 コラーゲンの合成や軟骨の形成促進、抗酸

化作用、そしてメラニン色素の合成抑制などに関与する栄養素がビタミンCです。

(10) ✕

解説 パントテン酸（ビタミンB5）は、三大栄養素の代謝に関与し、また抗体や副腎皮質ホルモンの産生などに関与します。また腸の蠕動運動を高める作用ももつため、弛緩性便秘や術後の腸管麻痺などに対して用いられます。

2

(1) 2

解説 ビタミンCは、水溶性ビタミンです。脂溶性ビタミンはD、A、K、Eの4つだけ（DAKE）と覚えましょう。

(2) 4

解説 何度も問われますが、抗凝固薬であるワルファリンと、血液凝固因子であるプロトロンビンの産生に関わるビタミンKは、作用が拮抗します。

(3) 4

解説 ビタミンDは、骨の形成に関与します。骨粗鬆症には、活性型ビタミンD（ビタミンD3製剤）やビタミンK（ビタミンK2製剤）などのビタミン製剤が用いられます。

(4) 4

解説 葉酸やビタミンB12の不足で起こる巨赤芽球性貧血のうち、胃で分泌される内因子の不足によるビタミンB12吸収障害が原因で起こるものを、とくに悪性貧血といいます。

第49回　消毒薬

1

(1) ✕

解説 すべての微生物を死滅させることは滅菌といいます。病原性微生物を死滅させたり除去することで感染能力を失わせることを消毒といいます。

(2) ✕

解説 消毒用エタノールは、中水準の消毒薬です。

(3) ○

解説 中水準消毒薬には、イソプロパノールや消毒用エタノール、次亜塩素酸ナトリウム、ポビドンヨードなどがあります。

(4) ✕

解説 ショックを引き起こす危険があるため、粘膜へは使用しません。

(5) ✕

解説 ベンザルコニウム塩化物などの第四級アンモニウム塩は、普通の石けんと併用すると効果が失われます。

(6) ✕

解説 イソプロパノールは、50〜70%の濃度で使用します。

(7) ○

解説 消毒用エタノールは、結核菌のほか、MRSAなども含む多くの細菌に有効です。

(8) ✕

解説 一部の細菌が形成する耐久性の高い構造体が芽胞です。ポビドンヨードでは効果がありません。芽胞に効果があるのは、高水準のアルデヒド系（グルタラール、フタラール、過酢酸）です。

(9) ○

解説 グルタラールは高水準消毒薬です。人体には使用できませんが、内視鏡などの手術器具の消毒に適しています。

(10) ○

解説 グルタラールなどの高水準消毒薬は、皮膚や粘膜への刺激性が強いため、手袋やマスク、ゴーグルなどを用い、換気に注意しながら使用します。

2

(1) 3

解説 金属腐食性があるので金属製の機器には使用できませんが、床に付着した血液の消毒には次亜塩素酸ナトリウムが適します。

(2) 1

解説 次亜塩素酸ナトリウムは、金属を腐食させるため、非金属の器具類に使用します。新型コロナウイルスにも有効ですが、芽胞には効果は期待できません。また手指消毒には使用しません。

（3）1

解説 消毒用エタノールは、HIVにも有効です。1％次亜塩素酸ナトリウムや10％ポビドンヨードもHIVに有効ですが、酸化作用を有するため金属の消毒に適しません。0.05％ベンザルコニウム塩化物はHIVには無効です。

（4）3

解説 次亜塩素酸ナトリウムは、多くの細菌やB型・C型肝炎ウイルスを含む多くのウイルスにも有効であり、様々な器具やリネン類の消毒に適しています。

第50回　救急時の医薬品

（1）○

解説 心筋の収縮力を増強するアドレナリンは、ショック時や心停止の際に投与されます。

（2）×

解説 より昇圧作用が高いのは、アドレナリンよりも受容体刺激作用が強いノルアドレナリンです。

（3）○

解説 抗不整脈薬のリドカインは、心臓の刺激伝導を抑えて心拍を正常に戻します。心室頻拍の改善に有効です。

（4）×

解説 心臓の刺激伝導を高める作用をもつアトロピンは、徐脈性不整脈に有効です。

（5）○

解説 利尿薬のフロセミドを投与することで、過剰な水分を排出させ、重篤な浮腫や心不全、腎不全を改善します。

（6）○

解説 心原性ショックにおいては、副腎機能が低下していることがあり、そのため副腎皮質ステロイドの投与が行われることがあります。

（7）○

解説 ドブタミンは、心臓のβ_1受容体に作用し、心筋の収縮力を高めます。

（8）×

解説 ニトログリセリンは、冠動脈を拡張することで心臓への血流を増やし、狭心症を改善する効果があります。

（9）○

解説 昏睡の場合には経口投与ができないため、静脈注射により投与します。

（10）○

解説 心房細動が起こると心拍数が上昇するため、ジギタリスやβ遮断薬、カルシウム拮抗薬などの、心拍数を正常に戻す医薬品が用いられます。

（1）2

解説 ドパミン塩酸塩は、腎臓の血管を拡張させて腎血流量を増やします。ショック時の腎機能維持などの目的で投与されます。

（2）4

解説 抗不安薬として用いられるジアゼパムには、筋の緊張を抑え、けいれんを改善する効果があります。

（3）2

解説 キサンチン誘導体であるアミノフィリンは気管支喘息の発作時、スピロノラクトンは利尿薬として、そしてシメチジンは消化管潰瘍の治療に用いられます。炭酸水素ナトリウムは代謝性アシドーシスの改善に有効です。

（4）3

解説 サルブタモールは、β_2作動薬で、気管支を拡張する作用を発揮します。吸入で使用し、喘息発作を改善します。

My Note

SENKOSHA

別冊　解答と解説
毎日コツコツ！スピードトレーニング
看護学生のための５分間テスト
薬理学レベルアップテスト50